Ernst-Ludwig Winnacker

Mein Leben mit Viren

Ernst-Ludwig Winnacker
mit Jeanne Rubner

Mein Leben mit Viren

Eine Forschergeschichte über die faszinierende Welt der Krankheitserreger

HIRZEL

Bibliografische Information der Deutschen Nationalbibliothek
Die Deutsche Nationalbibliothek verzeichnet diese Publikation in der Deutschen Nationalbibliografie; detaillierte bibliografische Daten sind im Internet unter https://portal.dnb.de abrufbar.

1. Auflage 2021
ISBN 978-3-7776-3023-6 (Print)
ISBN 978-3-7776-3063-2 (E-Book, epub)

Birkenwaldstraße 44, 70191 Stuttgart
Printed in Germany

Lektorat: Angela Meder, Stuttgart
Einbandgestaltung: semper smile, München
Satz: abavo GmbH, Buchloe
Druck und Bindung: cpi books GmbH, Leck

www.hirzel.de

FSC www.fsc.org MIX Papier aus verantwortungsvollen Quellen FSC® C083411

CPI Mehr Bäume Weniger CO_2 www.cpi-print.de/umwelt

gewidmet meinen Enkelinnen Chiara, Mathilda und Nina

Inhalt

Vorwort

Ich bin kein Virologe, aber Viren haben in meinem Leben immer eine Rolle gespielt. Ich hatte viele Begegnungen mit ihnen, bewusst oder unbewusst, angefangen mit einer verunglückten Pockenimpfung kurz nach meinem ersten Geburtstag bis zu einem langen Lockdown während der Coronapandemie, den mir meine Familie verordnet hat – aus Sorge um die Gesundheit eines sogenannten Risikopatienten.

Viren haben mich immer fasziniert. Sind sie Lebewesen oder nicht? Sind sie lebend oder tot? Sie haben keinen eigenen Stoffwechsel und brauchen die Zellen fremder Organismen, um sich zu vermehren, aber gleichzeitig sind sie doch irgendwie lebendig. Ich würde sie »biologische Elemente« nennen, weil sie etwas ganz Besonderes, etwas Einmaliges sind im Umfeld des Lebendigen. Sie nisten sich in lebende Zellen ein, sie zweckentfremden sie, sie missbrauchen gewissermaßen die funktionierende molekulare Maschinerie einer Zelle, um ihr eigenes Programm abzuspulen. Lebende Zellen, das kann alles Mögliche sein: die Zellen von Bakterien, Pilzen, Pflanzen bis hin zu den verschiedenen Körperzellen eines Menschen, Zellen der Haut, der Lunge, des Darms, letztlich alles. Alle lebenden Zellen können Wirte von Viren sein.

Das macht Viren so faszinierend. Sie sind die geborenen Schmarotzer, und im schlimmsten Fall geht ihr Wirt dabei zugrunde. Natürlich gibt es jede Menge harmloser Viren, die nur die Zellen in unserer Nasenschleimhaut entzünden und einen Schnupfen verursachen. Aber ebenso existieren jede Menge gefährlicher Erreger wie das Ebolavirus, das in Zentralafrika heimisch ist, und natürlich auch SARS-CoV-2, das die Krankheit Covid-19 verursacht. Bei diesem neuesten Zuwachs der Corona-Familie weiß man noch nicht so genau, wie gefährlich er ist, das macht ihn tückisch, furchterregend. Für manche Menschen bringen die neuartigen Coronaviren den Tod, weil sie erst einmal die Lunge und dann weitere Organe befallen. Andere dagegen merken gar nicht, dass der Erreger sich im Körper ausgebreitet hat, sie spüren keine Symptome.

Als meine Frau an einem Virus fast gestorben wäre, lebten wir in der Nähe von San Francisco. Ich war junger Wissenschaftler an der Universität von Kalifornien in Berkeley, und wir hatten gerade geheiratet. Auf einer Reise in die kalifornische Wüste merkte ich, wie meine Frau, sie war 24 Jahre alt, plötzlich anfing, am ganzen Körper zu zittern. Ich bin kein Arzt, sondern Biochemiker, aber so viel wusste ich: Ein so plötzlicher Schüttelfrost bedeutet nichts Gutes. Und ich hatte von einer Grippe gehört, die in der Gegend grassierte: der sogenannten Hongkong-Grippe. Das war im Winter 1968. In diesem und dem folgenden Jahr hinterließ diese Influenza, die zuerst in der britischen Kronkolonie Hongkong aufgetreten war, weltweit eine Spur des Schreckens. Allein in der Bucht von San Francisco starben 16 000 Menschen, in Deutschland waren es zwischen 50 000 und 60 000. So viele Tote sind typisch für eine schwere Grippesaison. Ich brachte meine Frau gleich ins Krankenhaus in Oakland, und die Ärzte stellten bei ihr eine schwere Lungenentzündung fest. Sie musste drei Wochen in der Klinik bleiben, und ein paar Tage lang war unsicher, ob sie überleben würde. Ihre Lunge hat sich von dieser Viren-Attacke nie wieder richtig erholt, sie litt zeit ihres Lebens an Atembeschwerden.

Die Viren haben mich auch später immer begleitet, als Forscher am Karolinska-Institut in Stockholm und im Genzentrum in Martinsried bei München. Weil ihr Erbgut meistens so klein ist, sind sie weniger komplex als lebende Zellen und daher vergleichsweise leicht zu analysieren. Indem man die Viren beobachtet, bekommt man auch Einblicke in das Innere der Zellen, die sie als Wirte benutzen. Viele grundlegende Phänomene des Lebens und Sterbens von Zellen kennt man nur, weil man die Biologie der Viren studiert hat. Ohne sie wüsste man weniger darüber, wie Zellen funktionieren. Außerdem nutzt man die Viren, um Informationen in Zellen zu schleusen – eine grundlegende Methode, damit Gentechnik, also die gezielte Veränderung von Erbgut, überhaupt funktioniert.

Dieses Buch ist aber kein Lehrbuch der Virusforschung. Es gibt Tausende und Abertausende von Viren. Nur die allerwenigsten davon sind hier erwähnt, und schon gar nicht in irgendeiner systematischen Weise. Vielmehr versuche ich, eine Geschichte zu erzählen von der Auseinandersetzung zwischen Viren und ihren Wirtszellen, von der Koexistenz, wenn nicht gar Intimität zwischen beiden.

Der Gedanke ist entstanden Mitte März 2020. Die Coronakrise war gerade ausgebrochen, und ich bin mit der Familie meiner Tochter Vera in unser Ferienhaus in der Nähe von Miesbach gezogen. Dort haben wir gemeinsam die Zeit verbracht bis Ende Juni 2020, als die Schulen für meine Enkelinnen Chiara und Nina wieder öffneten. Wir haben vieles gemeinsam unternommen, von den Schulaufgaben übers Kuchenbacken bis hin zu Ausflügen mit dem Fahrrad. Dabei habe ich die Mädchen besser kennengelernt als je zuvor, die reine Freude.

Die Viren haben mich trotzdem nicht losgelassen. Brauchen wir Menschen sie? Oder könnten wir ohne sie leben? Was ist das Geheimnis dieser Nicht-Lebewesen? Wozu sind sie eigentlich gut, und warum begleiten sie das Leben auf diesem Globus von seinen Anfängen bis heute? Warum tauchen sie gelegentlich aus dem Urwald auf und verbreiten sich in einer Millionenstadt wie Wuhan? Warum verändern manche Viren sich ständig – wie das Influenzavirus, für das man jedes Jahr einen etwas anderen Impfstoff braucht? Warum gibt es nach 30 Jahren immer noch keinen Impfstoff gegen das HI-Virus, das für die Krankheit Aids verantwortlich ist? Und wie schnell wird es gelingen, ein Medikament gegen Covid-19 zu finden? Diese und viele andere Fragen versucht dieses Buch aus der Perspektive meines Forscherlebens zu beantworten.

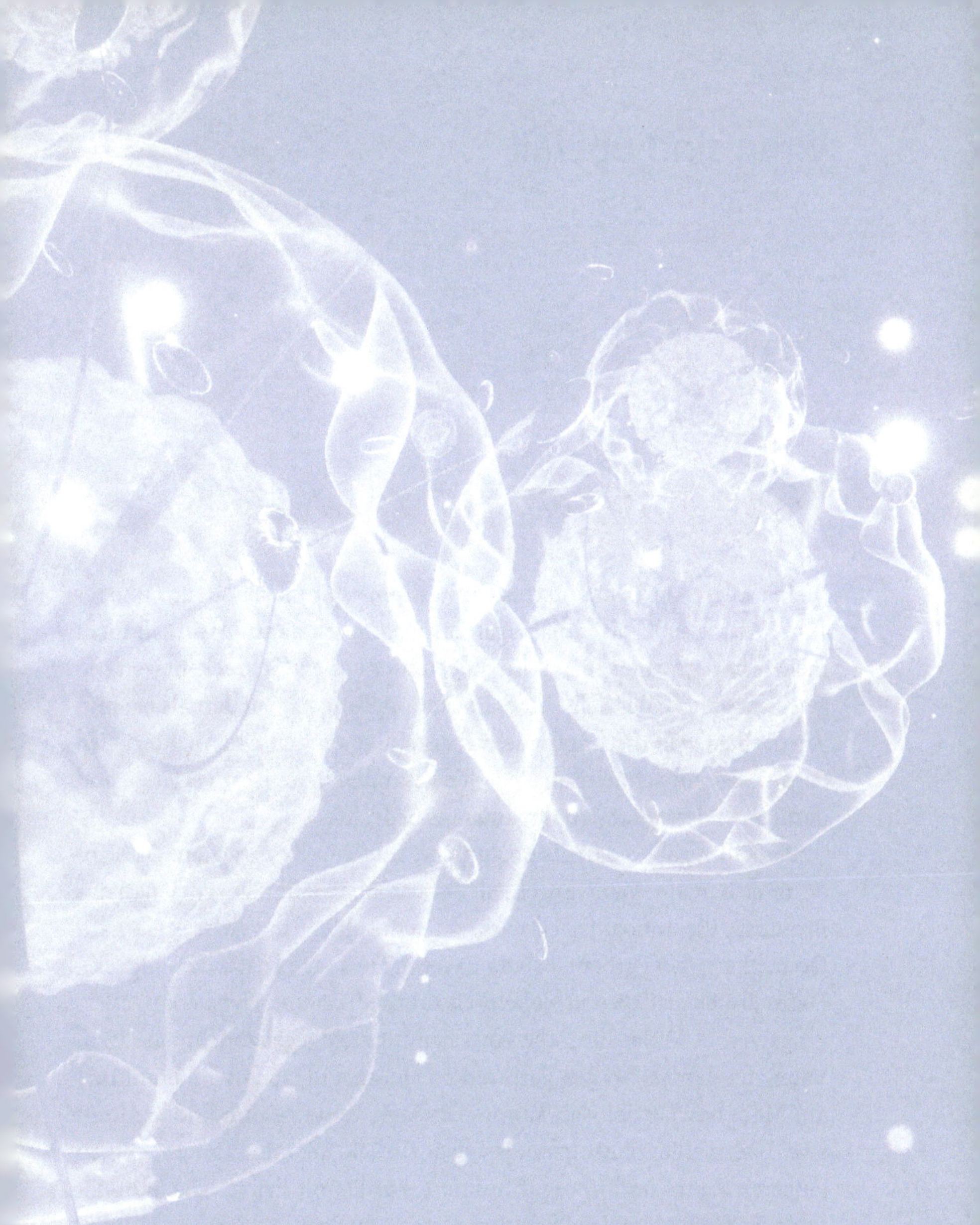

Kapitel 1

Viren sind überall

Meine allererste Bekanntschaft mit Viren stammt aus dem Oktober 1942. Als damals gut Einjähriger kann ich mich daran natürlich nicht mehr erinnern, aber für meine Eltern muss es ein Schreckensszenario gewesen sein. In der Folge einer Pockenimpfung kam es damals bei mir, vermutlich, weil die Impfnadel verunreinigt war, zu einer bakteriellen Sepsis, die sehr schnell zunächst den gesamten linken Arm erfasste und dann auch den gesamten Organismus bedrohte.

Penicillin gab es damals noch nicht, zumal in Kriegszeiten. Da erinnerte sich mein Vater an einen Bericht über eine Substanz namens Prontosil, die antibakteriell wirksam sein sollte. Ein gewisser Gerhard Domagk bei den Farbenfabriken Bayer in Dormagen hatte das entdeckt. Dafür erhielt er 1939 den Nobelpreis für Medizin und Physiologie, allerdings verbot Hitler ihm, die Auszeichnung entgegenzunehmen. Mein Vater, der damals bei den Farbwerken Hoechst in Höchst bei Frankfurt am Main beschäftigt war, kannte Domagk, reiste zu ihm und kam mit zwei Litern einer blutroten Flüssigkeit zurück, die mir dann über einen längeren Zeitraum hinweg infundiert wurde, mit Erfolg. Die Sulfonamide, insbesondere das Prontosil, waren schon recht wirksam, wurden aber schnell von den Antibiotika »überholt«. Dennoch verwendet man Prontosil auch heute noch gelegentlich bei bakteriellen Infektionen.

Bei dieser ersten Impfung gegen die Pocken ist es nicht geblieben. Ich musste sie immer wieder erneuern, vor allem, weil die USA sie bei der

Einreise bis in die Mitte der 70er-Jahre verlangten. In meinem Impfpass stammt der letzte Eintrag über eine Immunisierung gegen Pocken aus dem Jahre 1976. Warum ein »letzter« Eintrag? Weil im Mai 1980 die Weltgesundheitsorganisation verkünden konnte, dass die Pocken weltweit ausgerottet waren. Eine Impfung wurde überflüssig.

Dennoch bin ich selbst noch einmal im Frühjahr 1973 mit einem vermeintlichen Pockenpatienten in Berührung gekommen. Eines Tages stand in meinem Büro im vierten Stock des Kölner Instituts für Genetik eine Frau mit einem Kind, dessen Körper voll mit Pocken übersät war, so jedenfalls mein allererster Eindruck. Ich fragte die Frau noch, woher sie kam und wie sie ausgerechnet am genetischen Institut gelandet war. Als sie erzählte, sie sei durch die ganze Stadt mit der Tram gefahren, bat ich sie, in meinem Zimmer zu bleiben. Es war Mittagszeit und niemand zunächst erreichbar, auch nicht der zuständige Kollege und medizinische Virologe Hans Eggers, ein seinerzeit sehr bekannter Poliovirus-Spezialist. Eigentlich war mir klar, dass der Junge nicht die Pocken haben konnte, denn Deutschland war schon ein Jahr zuvor für pockenfrei erklärt worden – aber dennoch: In meiner Not bat ich den einzigen verfügbaren Kollegen, einen Abstrich von einer der Pocken für das Elektronenmikroskop zu machen. Nach gut einer Stunde, noch bevor aus dem Elektronenmikroskop ein Ergebnis gekommen war, erschien dann gottlob der Virologe mit Polizei und Krankenwagen, um die Frau samt Kind in eine Isolierabteilung zu bringen. Es stellte sich bald heraus, nicht zuletzt wegen des elektronenoptischen Nachweises, dass es sich nicht um die Pocken, sondern um eine Herpesinfektion handelte, die manchmal »generalisiert«, also nicht nur zu Bläschen auf den Lippen führt, sondern auf dem ganzen Körper. Herpesinfektionen sind schmerzhaft, aber, anders als die Pocken, behandelbar. Dem Jungen konnte geholfen werden.

Bevor wir zu Begegnungen mit anderen Viren kommen, müssen wir ein paar grundsätzliche Fragen klären. Was sind eigentlich Viren, und wie wirken sie?

Noch bis zum Ende des 19. Jahrhunderts, also auch noch zu Zeiten von Robert Koch und Louis Pasteur, den bekanntesten aller »Mikrobenjäger«, wurde zwischen krankheitserregenden Bakterien und Viren nicht unterschieden. Beide nannte man Mikroben. 1898 entdeckten dann Friedrich Loeffler und Paul Frosch, beide Schüler von Robert Koch, die damals auf der Suche nach dem Erreger der Maul- und Klauenseuche waren, dass die Flüssigkeit in den Lymphbahnen erkrankter Tiere auch dann noch infektiös war, als sie sie durch die damals feinsten Filter filtriert hatten. »Das infektiöse Agens«, schlussfolgerten sie in ihrer diesbezüglichen Publikation, müsse also »kleiner als ein Bakterium sein – aber keine gelöste Substanz, sondern von »partikulärer Struktur«. In ihren Schlussfolgerungen gingen sie sogar noch weiter. Im Jahre 1898 schrieben sie nämlich in ihrem Bericht zur Erforschung und Bekämpfung der Maul- und Klauenseuche: »Wenn es also solche winzigsten Lebewesen wirklich gebe, dann seien diese möglicherweise auch für andere Infektionskrankheiten verantwortlich, deren Erreger bislang unbekannt sind, beispielsweise für Pocken, Kuhpocken, Masern oder Rinderpest.« Diese Voraussage erwies sich als korrekt.

Aus Anlass des 100. Geburtstags des nach Loeffler benannten Instituts für Tiergesundheit wurde 2010 sogar eine Sonderbriefmarke herausgegeben. Noch vor Loeffler und Frosch, nämlich 1892, hatte ein junger russischer Wissenschafter, Dmitri Ivanovsky, der mit Tabakpflanzen arbeitete, die mit der Mosaikkrankheit des Tabaks infiziert waren, beobachtet, dass »der Saft aus Blättern von infizierten Tabakpflanzen seinen infektiösen Charakter auch nach Filtration durch Chamberlain-Filter bewahrt hatte«. Chamberlain-Filter stammten von Charles Chamberlain, einem Mitarbeiter von Louis Pasteur, und wurden Ende des 19. Jahrhunderts zur Reinigung von bakteriell verseuchtem Trinkwasser verwendet. Sie bestehen aus ungebranntem Porzellan, das anders als gebranntes noch Wasser, aber keine Bakterien mehr durchlässt.

Wirklich sichtbar wurden Viren allerdings erst mit der Erfindung des Elektronenmikroskops Ende der 30er-Jahre. Mit der Sichtbarmachung der Viren als Partikel und Makromoleküle war dann auch die Frage nach ihrer Natur beantwortet. Bis dahin war man nur auf Vermutungen angewiesen und sprach von Viren als einem »contagium vivum fluidum«, also einer ansteckenden lebendigen Flüssigkeit. In der zweiten Hälfte des 20. Jahrhunderts konnte man schließlich mit den neuen Methoden der Molekularbiologie und den Möglichkeiten der Charakterisierung viraler Genome die Voraussagen von Loeffler und Ivanovsky aufs Eindrücklichste bestätigen.

Robert Koch selbst hat vier Kriterien aufgestellt, um den Erreger einer Infektionskrankheit als deren Auslöser zu beschreiben. Sie gelten gleichermaßen für Bakterien und Viren und lauten:

1. Der Erreger muss während der Krankheit im Patienten nachgewiesen werden.
2. Der Erreger muss in Reinkultur, also außerhalb eines Organismus, gezüchtet werden können. Andernfalls bleibt unklar, wer oder was tatsächlich der Erreger ist. Da Viren, anders als Bakterien, keine Lebewesen sind, bedeutet die Reinkultur, dass man die Viren auf den jeweiligen Wirtszellen züchtet. Bakterien dagegen vermehren sich auf geeigneten Kulturmedien autonom.
3. Es muss gelingen, mit dem in Reinkultur gezüchteten Erreger ein Versuchstier wirksam zu infizieren.
4. Umgekehrt muss der Erreger aus dem Versuchstier gewonnen und in Reinkultur gezüchtet werden können.

Es ist nicht immer leicht, diese vier Kriterien nachzuweisen. Im Fall des Aids-Virus konnte das dritte Postulat lange nicht erfüllt werden, weil zunächst nicht klar war, auf welchen Zellen es sich vermehren konnte. Deswegen hat man immer wieder daran gezweifelt, dass es sich bei der Krankheit Aids tatsächlich um eine Virusinfektion handelt. Die langen Inkubationszeiten von bis zu einem Jahrzehnt haben diese Zweifel natürlich noch befördert. Auch bei den »klassischen« Viren wie Pocken, Polio oder Masern hat es nach ihrer Entdeckung Jahrzehnte gedauert, bis sie tatsächlich in Reinkultur gezüchtet und damit auch »gesehen« werden konnten. Bei den Polioviren beispielsweise von 1908, als sie als filtrierbare Agentien entdeckt wurden, bis 1949.

Wie würde man ein Virus heute definieren? Es ist ein Stück Erbgut, das in eine Eiweißhülle verpackt ist. So die strikt biologische Definition.

Der Virus-Begriff wird aber auch im außermedizinischen Bereich verwendet. Was haben die beiden gemeinsam, die Computerviren und die biologischen Viren? Beide sind Träger von Information, und beide arbeiten mit dem Ziel, sich selbst zu vermehren und dabei die Systeme, in denen sie wirken, zu ihrem eigenen Nutzen und auf deren Kosten zu verändern, letztlich zu zerstören.

Computerviren manipulieren elektronische Betriebssysteme, biologische Viren ihre Wirtszellen oder Wirtsorganismen. Diese Feststellungen lassen sich verallgemeinern. Überall dort, wo Information existiert und gehandhabt wird, lauern Viren, und immer wirken sie dadurch, dass sie die befallenen Systeme mit deren eigenen Waffen schlagen. Wie stellen sie das an? Wie werden Viren zu Überbringern meist schlechter Nachrichten?

Bleiben wir einmal bei den biologischen Systemen. Wer diese beeinflussen will, muss wissen, welche Sprache in lebenden Zellen gesprochen wird. Die Information im Erbgut oder Genom eines jeden Zellkerns ist in Genen gespeichert. Gene sind winzige Abschnitte auf dem Genom, welche die Information enthalten, wie Eiweißmoleküle konstruiert werden. Aus Eiweißen wiederum ist alles Leben aufgebaut: Haare oder Fingernägel genauso wie die Linse im Auge oder die Hormone, die unseren Appetit steuern.

Praktisch alles in uns ist Eiweiß, vom vielen Wasser einmal abgesehen, und jedem der verschiedenen Eiweißbestandteile entspricht ein Abschnitt auf dem Erbgut, eben ein Gen. Eiweißbestandteile werden auch als Proteine bezeichnet, vom griechischen »Proteos«, der Erste, der Wichtigste.

Die Gene selbst bestehen nicht aus Protein, sondern aus DNA. Diese Abkürzung steht für Desoxyribonukleinsäure. Es handelt sich um eine chemische Substanz, die aus vier verschiedenen chemischen Bausteinen aufgebaut ist; sie werden A (Adenin), G (Guanin), C (Cytosin) und T (Thymin) genannt. Adenin und Guanin gehören derselben chemischen Klasse an, den Purinen, Cytosin und Thymin einer anderen, den Pyrimidinen. Diese Bausteine sind miteinander zu langen Ketten oder Fäden verknüpft, wobei man sich jeden der Bausteine als Buchstaben einer

Schrift vorstellen kann. Die Schreibschrift, die wir für die deutsche Sprache nutzen, besteht aus variablen Abfolgen von 26 Buchstaben, dem bekannten Alphabet, die Schrift der Computer aus nur zwei Zeichen, den Zahlen 0 und 1. Warum also nicht auch eine Schrift aus vier Buchstaben oder Zeichen?

Die Reihenfolge der vier Buchstaben im Abc der Gene entspricht einer bestimmten, für jedes Protein charakteristischen Abfolge von Proteinbausteinen, von denen es insgesamt 21 gibt, die sogenannten Aminosäuren. Beim Übersetzungsprozess vom Gen zum Protein muss also eine Schrift aus vier Buchstaben in eine aus 21 Buchstaben übertragen werden. Zu diesem Zweck werden die vier Buchstaben der Gene in Dreierkombinationen, auch Codons genannt, gelesen. Zweierkombinationen hätten nicht gereicht, denn davon gibt es nur 4 mal 4, also 16. Dagegen gibt es von den Dreierkombinationen bereits vier Mal mehr, also 64, sodass die notwendigen 21 Dreierkombinationen leicht zu bilden sind und es sogar eine gewisse Redundanz gibt. Für bestimmte Proteinbausteine kann die Natur daher verschiedene Dreierkombinationen verwenden, was sie gelegentlich auch tut. Die biochemische Maschinerie, die diese Dreierkombinationen liest, weiß das und ist entsprechend programmiert. In den vergangenen Jahrmilliarden der Geschichte des Lebens auf unserer Erde hatte sie ausreichend Gelegenheit, sich darauf einzustellen.

Der Code nämlich, in dem die genetische Schrift verschlüsselt vorliegt, ist universell. Er wurde nur ein einziges Mal erfunden und gilt für alle Gene in allen lebenden Organismen gleichermaßen. Eine bestimmte Abfolge von DNA-Bausteinen in den Genen führt immer zu ein und demselben Protein, ob sie nun in einer Bakterienzelle, einer Fliegenzelle oder in einer menschlichen Zelle gelesen wird. Auch die Viren folgen dieser Regel. Nur deswegen können sie die zelluläre Maschinerie für ihre eigenen Zwecke nutzen und gewissermaßen zweckentfremden. Das müssen sie tun, denn ihr Erbgut ist viel zu klein, als dass ihre Genome auch noch die Information für die Lesemaschinerie ihrer eigenen Gene aufnehmen und mit sich tragen könnten.

Der genetische Code wurde in den 60er-Jahren des vergangenen Jahrhunderts entziffert. Vordenker bei der Lösung dieser so grundlegenden

Aufgabe waren Francis Crick, der Mitentdecker der Doppelhelix-Struktur der DNA, sowie Sydney Brenner. Beide arbeiteten damals am MRC (Medical Research Council) Laboratory in Cambridge, England. Viele weitere Wissenschaftlerinnen und Wissenschaftler haben dazu beigetragen, den Code zu knacken, also bestimmten Dreierkombinationen einzelne Aminosäuren zuzuordnen. Erstmals gelang dies im Jahre 1961 Marshall Nirenberg und seinem damaligen Mitarbeiter Heinrich Matthaei in einem Labor an den Nationalen Gesundheitsinstituten der USA in Bethesda bei Washington, D.C. Beim internationalen Biochemie-Kongress in Moskau wurde dieses damals bahnbrechende Resultat zu einer Sensation. Nach und nach wurden immer mehr Codons entschlüsselt, bis Anfang 1966 sämtliche Codons bekannt waren.

Seit Mitte der 70er-Jahre existieren Verfahren, die Reihenfolge der Bausteine im Erbgut zu lesen, um damit beispielsweise auf der Grundlage der erwähnten Codons vorherzusagen, für welches Protein ein bestimmter Abschnitt auf dem Erbgut zuständig ist. Mit dieser Pionierleistung war der Grundstein gelegt für alles andere, was dann noch folgen sollte, eingeschlossen die Sequenzierung des menschlichen Genoms.

Im Frühjahr 1974 trug Walter Gilbert, einer der Erfinder dieser Verfahren, über seine neue Methode an unserem Institut in Köln vor. Viele von uns überkam eine Gänsehaut, was mir selbst nur noch einmal, nämlich bei einem Vortrag von Emmanuelle Charpentier im Sommer 2015 am Genzentrum München über die neue Genschere passierte. Ich selbst war kurz nach Gilberts Vortrag für einen Monat an den Harvard Biological Laboratories in seinem Institut, um das Sequenzieren – also das Lesen der Erbsubstanz – zu erlernen. Die Harvard Biological Laboratories sind übrigens nicht nur berühmt wegen ihrer vielen Nobelpreisträger, sondern auch wegen der zwei lebensgroßen Nashornskulpturen am Haupteingang namens Bessie (Elisabeth) und Victoria, benannt nach zwei englischen Königinnen, ein Wahrzeichen der Harvard-Universität.

In der Anfangsphase war die Lesegeschwindigkeit der Bausteine der DNA naturgemäß noch gering, Sequenzieren war regelrecht Handarbeit. Es lag daher nahe, das Lesen zunächst an kleinen Genomen zu üben, also an Material, das nur aus wenigen Genen besteht. Viren und ihre Genome wurden so zu einem idealen Übungsobjekt. Kein Wunder also, dass virale Genome zu den Ersten zählten, die vollständig gelesen und entziffert waren. Ein wichtiger Meilenstein auf diesem Wege war das Genom des Affenvirus 40, auch SV40 genannt (S steht für Simian = Affe und V für Virus), weil SV40 leicht in großen Mengen gezüchtet werden kann und weil es Anfang der 80er-Jahre, als diese Versuche anstanden, auch aus anderen Gründen im Mittelpunkt des wissenschaftlichen Interesses stand. SV40 ist nämlich auch ein Krebsvirus, das menschliche Zellen in Krebszellen umwandeln kann, und wurde damals in Impfstoffen gegen die Kinderlähmung als Verunreinigung entdeckt. Es war daher von größter Bedeutung, zu verstehen, wie das Genom des Virus wirkt. Es besteht aus 5253 Bausteinen, und als man die genau kannte, konnte man herausfinden, was das Virus im Körper anstellt. Glücklicherweise hat es bei den Kindern meiner Generation, die mit verunreinigtem Impfstoff gegen Polio geimpft worden waren, keine erhöhten Krebsraten gegeben.

Nachdem mit SV40 der Anfang gemacht wurde, sind heute die Genome aller wichtigen Viren aufgeklärt und in Datenbanken über das Internet für jedermann verfügbar. Und auch wenn Sequenzieren heute eine Massentechnik ist, wird in Deutschland immer noch viel zu wenig sequenziert, jedenfalls dann, wenn es darauf ankommt. Das ist mir jetzt wieder aufgefallen im Zusammenhang mit SARS-CoV-2. Anfang 2021 haben mutierte Viren angefangen, sich auszubreiten, was ganz normal ist, denn der Erreger kann sein Erbgut im Prinzip jedes Mal verändern, wenn es einen Wirt infiziert hat und sich in ihm vermehrt. Die meisten Mutanten setzen sich nicht durch, aber einige schaffen es. Inzwischen gibt es mehrere Mutanten von SARS-CoV-2, und man muss unbedingt wissen, wie sie sich ausbreiten und wie sie wirken. Deswegen muss man die viralen Genomsequenzen von möglichst vielen Proben bestimmen. Das geht schnell und kostet vergleichsweise wenig, vielleicht zwischen 100 und 150 Euro pro Probe. Nur mit häufigem Sequenzieren kann es gelingen, den Weg dieser neuen Varianten, die teilweise infektiöser sind als das Originalvirus, nachzuverfolgen.

Den Viren ist eines gemeinsam: Ihre Genome bestehen immer aus vergleichsweise wenigen Genen, meist nur einer oder zwei Handvoll.

Bei SV40 sind es nur zwei Gene, bei HIV neun, bei Influenzaviren acht Gene, bei dem Coronavirus SARS-CoV-2 zehn oder elf. Bei den bereits erwähnten Herpesviren, von denen ein ganz bestimmter Vertreter die wiederkehrenden Fieberbläschen auf den Lippen verursacht, kann die Zahl der Gene schon einmal 200 betragen. Doch das ist vergleichsweise viel für ein Virus.

Wie aber dringen die Viren, die uns so viel Ärger bereiten, tatsächlich in lebende Organismen ein? Hierfür gibt es grundsätzlich drei Möglichkeiten:

- den lytischen Infektionsverlauf,
- den transformierenden Infektionsverlauf und schließlich
- den persistierenden Infektionsverlauf.

Einen persistierenden Infektionsverlauf, gewissermaßen eine Art Dornröschenschlaf, leisten sich zum Beispiel Herpesviren, indem sie sich in Nervenzellen zurückziehen und dort schlummern, bis ein Reiz (etwa eine Erkältung oder eine körperliche Anstrengung) sie weckt und reaktiviert. Beim transformierenden Infektionsverlauf wandelt sich eine virusinfizierte Zelle in eine Krebszelle.

Am häufigsten ist wohl der Infektionsweg, der mit dem Tod der infizierten Zelle endet, der sogenannte lytische Infektionsweg. Lysis bedeutet Auflösung. Er beginnt damit, dass das Viruspartikel an einen Rezeptor auf der Oberfläche einer Zelle andockt. Die verschiedenen Viren erkennen ganz unterschiedliche Rezeptoren. Diese Rezeptoren oder Antennen sind Proteine. Sie unterscheiden sich in ihrer chemischen Zusammensetzung und in ihrer Anzahl auf der Zelloberfläche. Noroviren beispielsweise, bekannt durch die Durchfallerkrankungen auf Kreuzfahrtschiffen, erkennen Blutgruppenproteine; SARS-CoV-2 erkennt das ACE2-Protein, ein Enzym, das für die Steuerung des Blutdrucks mitverantwortlich ist. Das ACE2-Protein, der Hauptrezeptor für SARS-CoV-2, findet sich an der Oberfläche vieler Zelltypen, nicht nur im Bereich der Atemwege, sondern vermehrt auch auf der Niere, dem zentralen Nervensystem und dem Darm. Um ins Zellinnere zu gelangen, bedient sich das Virus – genauer gesagt das Spike-Protein – einiger Tricks. Es aktiviert mithilfe eines Enzyms in der Zellmembran drei Stellen entlang seiner Proteinkette. Ein Weg, zu verhindern, dass das Virus in die Zelle eindringt, besteht also darin, dieses Enzym auszubremsen. Das Mittel Camostat, mit dem man chronische Pankreatitis, also eine Entzündung der Bauchspeicheldrüse, behandelt, tut genau dies. Möglicherweise handelt es sich hier um einen therapeutischen Ansatz für die Covid-19-Behandlung.

Rezeptoren kommen in der Regel nicht auf jeder Körperzelle vor, sondern nur auf bestimmten Zelltypen. Viren besitzen daher immer einen bestimmten »Tropismus«, das heißt, sie sind spezifisch für einzelne Zelltypen eines Wirtsorganismus. Deswegen kommt es – je nach Wirt – auch zu unterschiedlichen Krankheitsverläufen. Im Fall von SARS-CoV-2 findet sich der Rezeptor auf vergleichsweise vielen verschiedenen Zelltypen, darunter auch solche im Bereich der oberen Atemwege. Dort kann das Virus sich vermehren, ohne zunächst ernste Krankheitssymptome auszulösen. Die treten meist erst dann auf, wenn Zellen der unteren Atemwege infiziert sind. Das macht SARS-CoV-2 so perfide.

Zurück zum Virusrezeptor, an den nun ein Erreger angedockt hat, um ins Zellinnere zu gelangen. Diesen Prozess nennt man Endozytose, und er kommt ganz natürlich vor. Proteine an der Oberfläche der Zelle werden ins Innere geschleust, indem die Membran eine Ausstülpung bildet. Das Virus »weiß« das offensichtlich und nützt diesen natürlichen Vorgang aus, um sich mit dem Rezeptor zusammen in das Zellinnere zu schmuggeln. Auch hier erleben wir also, wie die Viren zelluläre Vorgänge, die mit einer Infektion sonst nicht das Geringste zu tun haben, für ihre eigenen Zwecke missbrauchen. Meist sind übrigens die genauen Gründe dafür, dass und wann ein Protein aus der Zelloberfläche in das Zellinnere geschleust wird, noch gar nicht bekannt.

Einmal ins Zellinnere aufgenommen, muss das Viruspartikel »entkleidet« werden. Was nichts anderes heißt, als dass es seine Hülle ablegen muss, um sein Erbgut für die Vermehrung vorzubereiten. Die kann nämlich nur in nackter Form erfolgen. Im Grunde ist nur sehr schwer nachzuvollziehen, warum dies spontan im Zellinneren passieren kann, hat doch die Virushülle an sich nur die eine Funktion, das Erbgut des Virus vor solchen Entkleidungsprozessen zu schützen, etwa beim Durchgang durch den Magen, dessen Inhalt bekanntlich den Säuregrad von Coca-Cola bei Weitem übersteigt. Dieser Unbill soll die Virushülle widerstehen, dem Zellinneren aber nicht? Auch hier hilft der Rezeptor der Wirtszelle weiter. In der Kombination mit dem Rezeptor, und nur mit diesem, verändert sich nämlich die Struktur der Virushülle ein wenig, sodass sie im Zellinneren, dessen Bestandteile hierbei ein wenig nachhelfen, spontan auseinanderfallen kann.

Das Virus hat seine Hülle verloren, es ist nackt, und deswegen kann sein Genom abgelesen werden. Als Erstes wird das virale Erbgut als Ganzes in ein langes Stück Eiweiß übersetzt, und zwar in einen einzigen langen Eiweißfaden. Diese Aufgabe übernimmt eine Art Kopiermaschine, die natürlicherweise Information aus dem zellulären Erbgut in Proteine übersetzt. Sie ist auch unter dem Namen »Ribosom« bekannt. Dass diese Maschinerie es mit dem Erbgut eines Virus zu tun hat, merkt sie nicht wirklich. Das virale Erbgut ist von seinem Informationsgehalt her so gut für diesen Lesezweck ausgestattet, dass es meist besser und effizienter übersetzt wird als das eigene Genom der Zelle. Einige der viralen Genprodukte besitzen sogar die Fähigkeit, das Lesen der zellulären Gene zu unterdrücken, sodass die Zelle am Ende zu einer reinen Virusfabrik, genauer gesagt zu einer Fabrik zur Produktion von viralen Genomen und viralen Proteinen wird. Und nicht nur das. Weil sie ihre eigenen Gene nicht mehr übersetzen kann, muss die Zelle am Ende sterben und setzt bei dieser Gelegenheit die neu gebildeten Viren frei.

Der von dem viralen Erbgut kodierte lange Eiweißfaden heißt auch »Polyprotein«, weil er Produkte mehrerer Gene gleichzeitig trägt. Er muss zunächst in die verschiedenen Stücke, die den einzelnen Genen entsprechen, zerschnitten werden, damit diese dann in der Folge als einzelne Eiweißbestandteile biologisch aktiv werden können. Diese Spaltung vollzieht der Eiweißfaden selbst; er besitzt, mit anderen Worten, die Eigenschaft, sich selbst und seinesgleichen, nicht aber irgendwelche anderen Proteine, in entsprechende Stücke zu zerlegen. Einige dieser Stücke werden später zu Bestandteilen der Virushülle, ein weiteres hat die Eigenschaft, das virale Erbgut vermehren zu können.

Das virale Erbgut besteht bei vielen Viren nicht aus DNA, wie das Erbgut der Zelle, sondern aus Ribonukleinsäure (RNA). Beide, DNA und RNA, unterscheiden sich chemisch nur geringfügig, aber doch genügend, um in der Zelle ganz unterschiedliche Funktionen zu übernehmen. RNA kann die Zelle zwar, wie wir gesehen haben, in Proteine übersetzen, sie kann aber nicht RNA aus RNA machen; sie kann also nicht die RNA vermehren, wie es im Fachjargon heißt. Dies geschieht in einer Zelle nur mit der DNA. Weil also der Zelle die Möglichkeit fehlt, RNA zu vermehren, muss das virale Genom seine eigene Maschinerie mitbringen. Enzyme, die das Erbgut kopieren können, heißen Polymerasen oder auch Replikasen. Eines der Bruchstücke des viralen Polyproteins ist in der Tat eine solche RNA-Replikase. Sie erzeugt in einem ersten Schritt zunächst eine genaue Kopie des viralen Genoms. Von dieser Kopie, die mit dem viralen Genom nicht identisch, sondern zu diesem komplementär ist, produziert die virale Replikase in der Folge zahllose Kopien des »natürlichen« viralen Genoms.

Die Sache mit der Komplementarität ist leicht zu verstehen, wenn man berücksichtigt, dass beim Kopieren der RNA-Stränge mit den vier Buchstaben oder Bausteinen A, C, G und U (Uracil) bestimmte Regeln einzuhalten sind. DNA- und RNA-Stränge haben nämlich die Eigenschaft, sich zu Paaren zusammenzulagern. Dabei gilt, dass einem A immer ein U sowie einem C immer ein G gegenüberzuliegen hat. In der DNA ist der Baustein U durch den Baustein T ersetzt. Das Ganze hat man sich am Ende wie eine Wendeltreppe vorzustellen, mit den gepaarten Bausteinen als Stufen.

Wenn nun die virale Polymerase eine Kopie eines einzelnen Stranges anfertigt, so entspricht die Reihenfolge der Bausteine in dieser Kopie den jeweils komplementären Bausteinen des Originals. Man spricht von einer komplementären Kopie oder auch, in der Sprache der Fotografie, von einem Negativ. Eine Kopie dieser Kopie (des Negativs) führt demgemäß wieder zu dem ursprünglichen Original, dem Positiv also. Wenn das Original das virale Genom war, dann entsteht als Kopie zunächst ein komplementärer Strang, dessen Kopie wiederum zum Original, dem viralen Genom, führt. Die Einhaltung der Regeln zur Basenpaarung, wie dies im Fachjargon heißt, ist streng und erlaubt nur seltene Ausnahmen.

Diese Ausnahmen gibt es in der Tat. Es treten, mit anderen Worten, immer wieder Kopierfehler auf, die auch Mutationen genannt werden. Mutationen in viralen Genomen kommen in der Größenordnung von einer Mutation auf 10 000 Buchstaben vor, manchmal auch sehr viel häufiger, manchmal seltener. Ob sie sich durchsetzen und bei dieser Gelegenheit die alte Variante verdrängen, hängt entweder vom Zufall ab oder davon, ob sie sich besser bei späteren Vermehrungszyklen durchsetzen können.

Jede Veränderung im viralen Genom wirkt sich letztlich auch auf die Zusammensetzung des von ihm kodierten Proteins aus, so ähnlich wie ein Kratzer auf einer CD die Tonqualität verändert. Ob eine Mutation sich durchsetzt, hängt davon ab, wie gut das entsprechende Protein funktioniert. Eine Mutation kann zum Beispiel dazu führen, dass ein Protein sich nicht mehr in Stücke zerlegen kann und damit das Virus sich nicht richtig vermehrt. Diese Mutation wird sich mit Sicherheit nicht durchsetzen. Beim Poliovirus sind in der Tat Mutationen nur selten, weil das Polyprotein, der erwähnte lange Proteinvorläufer, nicht zulässt, dass sich seine Zusammensetzung verändert. Beim Spike-Protein des Coronavirus SARS-CoV-2 sowie beim Hüllprotein des Influenzavirus treten Mutationen schon sehr viel häufiger auf, während sich das Genom des Aids-Virus, verglichen mit diesen beiden, als wesentlich flexibler erweist.

Das hat beträchtliche Folgen für die Immunität, die man als Infizierter erwerben kann. Wenn beim Poliovirus die Auslese sehr strikt und das Protein damit nur wenig veränderlich ist, präsentiert sich dem Immunsystem (fast) immer das gleiche Protein. Dann baut sich sehr schnell ein dauerhafter Schutz auf. Wenn hingegen, wie bei den Corona- oder Influenzaviren und noch ausgeprägter beim Aids-Virus, immer neue, leicht veränderte Proteine im Spiel sind, dann ist der Schutz gegen eine Infektion nur kurzfristig. Weswegen eben auch der Schutz einer überstandenen Grippe nicht allzu lange währt, vom Aids-Virus gar nicht zu reden. Virale Mutanten sind unterschiedlich gefährlich. Sie können sich in die eine oder die andere Richtung entwickeln, wie die erstmals in England aufgetretene SARS-CoV-2 Variante zeigt, die ansteckender ist als das ursprüngliche Virus. Sie hat sich dort im Dezember 2020 mit großer Geschwindigkeit verbreitet und dazu geführt, dass viele Staaten, auch die EU, ihre Grenzen gegenüber dem Vereinigten Königreich abgeschottet haben. Geholfen hat das nicht wirklich. Diese und andere Mutanten fanden sich längst auch in Zentraleuropa und setzten sich immer mehr durch.

Da lebende Zellen, wie bereits erwähnt, keine Enzyme besitzen, die RNA-Stränge kopieren können, müssen die RNA-haltigen Viren immer ihre eigenen RNA-Replikasen in Form der zugehörigen Gene mitbringen. Diese arbeiten dann in den infizierten Zellen aber meist nicht allein und unabhängig, sondern nutzen Eiweißbestandteile der Wirtszelle, um die Vermehrung des viralen Genoms zu beschleunigen. Beim Bakterienvirus Qβ sind diese Vorgänge am besten untersucht. Bakterienviren nennt man auch Bakteriophagen oder kurz Phagen. Der Phage Qβ vermehrt sich in Bakterien der Spezies *Escherichia coli*, die zusammen mit vielen anderen Bakterien unseren Darm bevölkern. Allerdings schafft das Qβ dies nicht allein, sondern leiht sich gewissermaßen drei Proteine der Wirtszelle aus, damit seine Vermehrungsmaschinerie, die Replikase, funktioniert. Alle drei Proteine stammen aus dem erwähnten Ribosom. Das Ribosom ist ein aus vielen Eiweißbestandteilen aufgebauter Apparat und kümmert sich in der Zelle darum, Proteine zu synthetisieren. Es überrascht deshalb nicht, wenn drei seiner vielen Bestandteile für die Unterstützung der Qβ-Replikase zweckentfremdet wurden; denn selbstverständlich muss das Ribosom auch Bestandteile besitzen, die RNA erkennen können. Eine solche Eigenschaft wird wohl auch für die virale Replikase nützlich sein.

Der kleine Phage Bellovirus, benannt nach dem britischen Schriftsteller Hilaire Belloc, einem englischen Wilhelm Busch, geht beim

Schmarotzen noch viel weiter als Qβ. Er nutzt in größerem Umfang zelluläre Bestandteile. Ein Beispiel dafür, wozu Viren fähig sind. Das Bellovirus vegetiert in Bakterienzellen im Darm von Hühnern, dringt aber von dort gelegentlich in Zellen dieser Tiere ein. Dort bindet eines der beiden Proteine, die in seinem Erbgut angelegt sind, an die zelluläre DNA-Polymerase. Das ist ein Enzym, das normalerweise das Hühnergenom kopiert. Dabei wandelt es sich in eine Polymerase um, die das virale RNA-Genom in eine DNA-Kopie zu übersetzen vermag. Unter Mithilfe des zweiten viralen Proteins wird diese Kopie dann in das Erbgut des Huhns eingebaut. Die Hühner überleben zwar diesen Prozess ohne Folgen, es empfiehlt sich aber, diese Situation genau zu beobachten, für den Fall, dass das Bellovirus andere virale, gegebenenfalls pathogene Genome »kapern« könnte. Im Prinzip ist dieser Vorgang nichts anderes als Kannibalismus. Ob tierische und pflanzliche RNA-Viren, nicht nur Bakterienviren, ebenfalls einen solchen Mechanismus nutzen, um ihr Genom zu vermehren, ist noch offen.

Während das virale Genom kopiert wird, dienen die Kopien ständig auch als Vorlagen dafür, ein virales Vorläuferprotein zu bilden. Aus diesem entstehen durch den erwähnten Schneideprozess nicht nur die virale Replikase, sondern auch die viralen Hüllproteine. Wenn genügend große Mengen virales Genom und Hüllprotein gebildet sind, lagern sich beide in einem Verpackungsprozess zusammen. Zunächst bildet das Hüllprotein eine leere Hülle, eine Art Iglu, das zwar alle notwendigen Proteine enthält, aber noch eine Tür offen lässt, durch die das virale Genom sich hineinwinden kann. Sobald das Genom ganz in die Hülle eingedrungen und darin verschwunden ist, signalisiert dies den Proteinen in der Hülle, sich nun weiter zu verändern, bis die Tür des Iglus auch noch geschlossen ist und das fertige Viruspartikel vorliegt. 1n einer infizierten Zelle entstehen vielleicht 10 000 Partikel, die in der Folge die Zelle zum Platzen bringen, dadurch freigesetzt werden und sich weitere Wirte suchen. Im Fall des Poliovirus geschieht dies alles im Darm, bei SARS-CoV-2 in den Zellen des Nasen-Rachen-Raums. Gleichzeitig werden auch noch benachbarte Zellen infiziert, die dann ebenfalls das Virus vermehren und freisetzen.

Dabei ist es übrigens keineswegs im besten Interesse eines Virus, alle seine Wirtszellen oder Wirtsorganismen zu töten. Ohne diese gäbe es nämlich auch kein Virus. Es muss also eine Balance finden zwischen dem Vermögen, Zellen zu töten, und deren Fähigkeit, einer Virusinfektion zu widerstehen. Gute Beispiele hierfür sind die Influenzaviren, aber auch das erste SARS-Virus aus dem Jahre 2003. Im Sommer 2003 ist dieser Erreger verschwunden, aus verschiedenen Gründen, darunter den in China und anderen betroffenen Ländern verordneten Kontaktbeschränkungen, aber vielleicht auch aus den genannten evolutionären Gründen.

Evolution heißt für Viren Anpassung an ihren Wirt. Ein Beispiel für eine solche Anpassung ist der letztlich misslungene Versuch, in Australien eine Kaninchenplage durch eine Virusinfektion unter Kontrolle zu bringen. Das Europäische Kaninchen wurde erstmals 1859 in Australien eingeführt. Es vermehrte sich dort sprichwörtlich wie die Kaninchen und wurde bald zu einem Riesenproblem für die Landwirtschaft. Da kein Mittel half, dieser Plage beizukommen, entschloss man sich 1950, es mit einer Virusinfektion zu versuchen. Vom sogenannten Myxomavirus, einem Virus, das dem Pockenvirus sehr ähnlich ist, war bekannt, dass es nur Kaninchen befällt und dass vor allem Europäische Kaninchen außerordentlich empfindlich auf das Virus reagieren. Tatsächlich starben fast alle Kaninchen; die Sterblichkeit lag bei 99,9 Prozent und mehr, sodass die Population in den ersten Jahren signifikant abnahm.

Da das Virus über Mücken übertragen wird, die im Sommer aktiver sind als im Winter, überlebten mit der Zeit nur Virusvarianten, die weniger tödlich waren als das Ausgangsvirus. Die mit dem hochvirulenten Virus infizierten Kaninchen starben nämlich noch während des Winters, zu einer Zeit also, in der es wenig oder keine Mücken gibt, die es hätten übertragen können. Die weniger virulenten Varianten führten dazu, dass die infizierten Kaninchen so lange überlebten, bis die Viren im nächsten Frühjahr von Neuem durch Mücken übertragen werden konnten. Schon nach wenigen Jahren bildeten diese abgeschwächten Varianten die vorherrschende Viruspopulation, sodass die ganze Aktion auf Dauer nur mäßig erfolgreich war. Mit der Zeit setzten sich auch Kaninchenvarianten mit natürlichen Resistenzen gegen das Myxomavirus durch, sodass die ganze Virusstrategie zur Bekämpfung der Kaninchen am Ende scheiterte. Das Virus konnte es nicht zulassen, seinen Wirt völlig zu verlieren. Ich glaube nicht, dass man nach diesen Erfahrungen ein solches Experiment heute noch zulassen würde. Und es ist eine Lehre, wie Viren und ihre Wirtsorganismen sich aneinander anpassen.

Neben diesem lytischen Infektionszyklus, der letzten Endes zum Tode der infizierten Zelle durch Lyse, das heißt Auflösung, führt, können Viren ihre Wirtszellen permanent so verändern, dass aus gesunden Zellen Krebszellen werden. Dieser Vorgang heißt auch Transformation, die zugehörigen Viren nennt man Tumorviren. Dass Viren Krebs erzeugen, ist schon seit Anfang des 20. Jahrhunderts bekannt. Im Jahre 1908 konnten Wilhelm Ellermann und Oluf Bang in Dänemark zeigen, dass ein sorgfältig filtrierter und vermutlich bakterienfreier Extrakt aus Zellen von Hühnern, die an Blutkrebs erkrankt waren, bei gesunden Hühnern wieder Blutkrebs erzeugte. Da Blutkrebs – bei Hühnern spricht man auch von Leukose – damals aber nicht als eine Form von Krebs angesehen wurde, erregte dieses Experiment vergleichsweise wenig Aufmerksamkeit. Erst als zwei Jahre später Francis Peyton Rous am Rockefeller Institute in New York an Hühnern ein ähnliches Experiment machte, diesmal nicht mit Blutkrebs, sondern mit einem festen, großen Bindegewebstumor, einem sogenannten Fibrosarkom, begann man zu verstehen und zu akzeptieren, dass Krebs durch Viren entstehen kann. Der wirkliche Durchbruch dieser Idee ließ allerdings noch viele Jahre auf sich warten. Als Rous 1966 den Nobelpreis für seine über 55 Jahre zurückliegenden Arbeiten erhielt, war er 87 Jahre alt.

Das nach seinem Entdecker Peyton Rous genannte Rous-Sarkom-Virus sollte später aus zwei Gründen bedeutend werden. Zum einen stellte es sich als sogenanntes Retrovirus heraus. Seine Art, sich zu vermehren, hat ganz neue Einsichten in die möglichen Wechselwirkungen zwischen Viren und ihren Wirtszellen gebracht. Zum anderen stieß man bei dem

Versuch, die krebserregenden Eigenschaften dieses Virus zu verstehen, auf die Grundlagen der Krebsentstehung in höheren Zellen. Wir wollen diese Fragestellungen der Reihe nach behandeln.

Retroviren heißen deshalb Retroviren, weil bei ihrer Vermehrung die gewohnte Richtung der biologischen Informationsübertragung umgekehrt wird. Normalerweise wird in lebenden Zellen die genetische Information, die in der DNA gespeichert ist, über eine Zwischenstufe, die sogenannte Boten-RNA (mRNA, vom englischen messenger), in Protein übertragen. Dieser Weg von der DNA über RNA zum Protein war das zentrale Dogma der biologischen Informationsübertragung.

Lange hielt man es für undenkbar, dass Information auch »rückwärts«, nämlich von der RNA zur DNA, fließen könnte. Eine Umkehr des Informationsflusses würde bedeuten, dass in einer Zelle neben dem Genom auch DNA-Kopien dieser Boten-RNA existierten, was biologisch wenig Sinn ergab. In lebenden Zellen findet sich immer nur eine einzige Form der DNA, nämlich das Erbgut. Keinerlei Hinweise existieren dafür, dass es Formen der DNA gibt, die aus der Boten-RNA durch eine Rück- oder Retrosynthese entstehen könnten. Dies genau aber leisten die sogenannten Retroviren. Ihr Genom besteht aus RNA. Jedes Viruspartikel enthält zwei Kopien dieser RNA. Daraus entsteht im Zellinneren einer infizierten Zelle mithilfe eines vom viralen Erbgut kodierten Enzyms, einer sogenannten Reversen Transkriptase, zunächst eine DNA-Kopie, die anschließend in das Erbgut der Zelle eingebaut wird. Dort wirkt diese DNA-Kopie wie irgendein natürliches Gen. Es kann in eine entsprechende RNA umgelesen werden, die zwei Zwecke gleichzeitig erfüllt: Zum einen repräsentiert sie das virale Genom der Retroviren, das im Lauf des Vermehrungszyklus in seine Hülle verpackt wird, zum anderen dient sie als Vorlage für die Synthese des viralen Hüllproteins und anderer viraler Proteine. So schließt sich der Kreis von der Infektion bis bin zur Bildung von Viruspartikeln, die anschließend aus der Zelle freigesetzt werden.

Auch hierbei gibt es eine Besonderheit. Die virusinfizierte Zelle stirbt nicht, wenn sie Retroviren produziert, sondern lebt munter weiter. Die

Viruspartikel entfernen sich kontinuierlich aus der infizierten Zelle unter Mitnahme eines Stücks der Zellmembran, die die Zelle selbst immer wieder nachsynthetisieren muss. Das ist ein ganz neuer Aspekt der Virusvermehrung, den wir auch von anderen Viren, etwa dem Influenzavirus, kennen.

Die erwähnte Reverse Transkriptase (RT) spielt heute eine große Rolle in der Diagnostik von Viren, aber auch in der Kriminalistik oder, ganz allgemein, beim Nachweis kleiner und kleinster Spuren von RNA oder DNA.

Wie muss man sich die Nachweisreaktionen im Fall von SARS-CoV-2 vorstellen? Ganz konkret wird mit einem Abstrich aus dem Mund- und Rachenraum begonnen. Dabei werden auch Zellen erfasst, die möglicherweise mit SARS-CoV-2 infiziert sind. Aus dem Flüssigkeitsgemisch wird das virale Erbgut gereinigt. Mithilfe eines kurzen Stücks DNA, die als Starter oder »Primer« fungiert, fertigt die RT zunächst eine DNA-Kopie der viralen RNA an, sofern sie in der Probe enthalten ist. Das entstandene Produkt wird erhitzt, um die beiden Stränge zu trennen, die virale RNA und die neu gebildete DNA-Kopie. Dann wird wieder abgekühlt, die Starter sowie neues Enzym zugesetzt und wiederum jeweils eine Kopie von den beiden Strängen angefertigt.

Diese Zyklen werden fortgesetzt, bis genügend DNA entstanden ist, sodass sie leicht, beispielsweise durch entsprechende Farbstoffe, nachgewiesen werden kann. Nach 20 solcher Zyklen sind aus der ursprünglich vorhandenen Kopie über eine Million Kopien entstanden. Man spricht in diesem Zusammenhang von einer Kettenreaktion, genauer gesagt einer Polymerase-Kettenreaktion oder Polymerase Chain Reaction (PCR). Die Genauigkeit hängt von der Passgenauigkeit der Starter ab. Sie müssen spezifisch für die zu analysierende Virusvariante sein, sonst gibt es falsch-positive Ergebnisse. Dieser PCR-Test geht auf den Nobelpreisträger für Chemie des Jahres 1993, Kary Mullis, zurück und spielt heute eine große, wenn nicht entscheidende Rolle bei der Nachverfolgung von mit SARS-CoV-2 infizierten Personen.

Ich hatte erwähnt, dass Retroviren Krebs auslösen können. Von dem bereits erwähnten Rous-Sarkom-Virus gibt es zwei Varianten. Eine sogenannte Defekt-Variante ist entweder gar nicht krebserregend oder sie erzeugt Krebs nur extrem selten. Die andere Variante führt schnell und hochwirksam dazu, dass Zellen sich verändern und einen Tumor bilden. Wie unterscheiden sich die beiden Varianten? Dank eines raffinierten Experiments, das Peter Vogt von der University of Southern California in Los Angeles sich Ende der 70er-Jahre ausgedacht hat, kennen wir heute die Antwort auf diese Frage. Die beiden Viren unterscheiden sich durch ein einziges Gen, das sogenannte Sarkom-Gen, oft auch mit dem Kürzel src bezeichnet. Was besonders bemerkenswert ist: Das virale src-Gen kommt in einer natürlichen Variante auch im Hühnergenom vor, sie wird als Proto-Onkogen bezeichnet. Dieses Proto-Onkogen ist nicht krebserregend. Erst wenn das Virus es aufsammelt und in seinem Genom mitnimmt, wandelt es sich in eine krebserregende Variante um. Das passiert durch einige wenige Mutationen, was angesichts der Tatsache, dass sich das Virusgenom ungleich häufiger vermehrt als das zelluläre Genom, nicht überrascht. Ungewöhnlich ist aber noch eine andere Beobachtung.

Das Proto-Onkogen src taucht nicht nur im Genom von Hühnern, sondern auch in dem aller anderen Tiere und von Menschen auf. Wir haben es hier mit einem Fall von Gen-Verwandtschaft zu tun, der nicht selten ist. Gene, die wichtige biologische Prozesse wie hier die Zellteilung steuern, sind im Lauf der Evolution erhalten geblieben, auch über die Jahrmillionen, sogar Jahrmilliarden hinweg, die uns Menschen von der gemeinsamen Entwicklung mit den Vögeln, ja bis hin zur Bäckerhefe trennen.

Warum ist die virale Variante des zellulären Proto-Onkogens krebserregend und dieses selbst nicht? Beide Varianten kodieren für ein Enzym, das dafür sorgt, dass der biochemische Apparat im Zellkern aktiviert wird und mit der Teilung beginnt. Das Enzym überträgt Phosphatreste auf bestimmte Aminosäuren in der Proteinkette, ein Phänomen, das Phosphorylierung genannt wird. Man spricht von sogenannten Kinasen, von Tyrosinkinasen, wenn es sich um die Aminosäure Tyrosin handelt. Ich erwähne das hier ein wenig ausführlicher, weil sich Hemmstoffe dieser Kinasen als sehr erfolgreich bei der Krebsbehandlung erwiesen haben.

Doch zurück zum Rous-Sarkom-Virus. Die natürliche src-Variante überträgt das entsprechende Signal nur dann, wenn ihr von außen durch einen Wachstumsfaktor signalisiert wird, dass sie aktiv werden soll. Die mutierte src-Variante im Virus ist immer aktiv; sie täuscht also die ständige Gegenwart des Wachstumsfaktors vor, auch wenn dieser gar nicht vorhanden ist. So wird die Zelle ununterbrochen zur Teilung animiert, was letztlich nichts anderes bedeutet als Krebs.

Warum aber kann auch die Defekt-Variante des Rous-Sarkom-Virus, der das src-Gen fehlt, krebserregend wirken, allerdings sehr viel seltener als die Variante mit dem src-Gen? Dies ist wiederum auf die besondere Eigenschaft der Retroviren zurückzuführen, dass sie sich über ein DNA-Zwischenprodukt vermehren, das in das Erbgut der Zelle eingebaut ist. Dieser Einbau erfolgt in der Regel wahllos, an einer beliebigen Stelle im Erbgut. Nur wenn diese Stelle in der Nähe eines ganz bestimmten Gens, des sogenannten myc-Gens, liegt, und nur dann, führt dies ebenfalls zur Krebsentstehung. Da das myc-Gen nur eines von gut 20000 Genen im Erbgut der Zelle ist, kommt ein solcher Vorgang natürlich ausgesprochen selten vor. Allerdings sind bei einer Virusinfektion Tausende und Abertausende von Viruspartikeln beziehungsweise Zellen beteiligt, deswegen ist die Chance, dass ausgerechnet der Bereich um dieses Gen herum getroffen wird, gar nicht so gering. Auf diese Weise kann übrigens jedes Retrovirus krebserzeugend wirken, auch Retroviren wie das Aids-Virus, die üblicherweise auf andere Weise mit ihren Wirtszellen wechselwirken.

Und noch eine letzte Frage: Was hat das myc-Gen mit der Krebsentstehung zu tun? Auch darauf gibt es inzwischen eine Antwort. Das Produkt des myc-Gens ist ein Faktor, der wiederum die Aktivität von Genen steuert, die mit der Zellteilung zu tun haben. Dazu muss man wissen, dass alle Gene unseres Erbguts aus zwei Abschnitten bestehen: Einer davon trägt die Information, in der die Bildung des Proteins enthalten ist, der andere Abschnitt funktioniert als Schalter. Mithilfe dieses Schalters können Gene an- und abgeschaltet werden.

Dies ist deshalb wichtig, weil alle Zellen unseres Körpers jeweils das gesamte Genom tragen und dennoch außerordentlich spezialisiert arbeiten. In einer Nierenzelle sind nur die nierenspezifischen Gene angeschaltet, in einer Leberzelle nur die leberspezifischen Gene. Die anderen müssen abgeschaltet sein. Sonst könnten in der Leber Haare wachsen oder im Gehirn vielleicht Knochen. Der Schalter ist ein kurzer Abschnitt in der unmittelbaren Nachbarschaft des Bereichs mit der Information für das Protein, der von sogenannten Kontrollproteinen erkannt werden kann. Sie wiederum signalisieren der biochemischen Maschinerie, die die Gene übersetzt, ob sie nun lesen darf oder eben nicht. Das myc-Protein ist ein solches Kontrollprotein. Normalerweise ist seine Menge im Zellinneren zu gering, als dass es wirksam werden könnte. Sobald aber das Genom des Retrovirus in seine Nachbarschaft eingebaut wird, wird es zusammen mit den viralen Genen angeschaltet und dadurch in größeren Mengen produziert als normalerweise üblich. Die größere Konzentration des myc-Gen-Proteins führt dazu, dass Gene aktiviert werden, deren Produkte die Zellteilung einleiten. Es kommt dann ebenfalls zur Krebsentstehung, wie im Fall des src-Gens, aber eben über einen ganz anderen Mechanismus.

Inzwischen wurden mehr als 100 dieser Proto-Onkogene entdeckt. Sie haben in lebenden Zellen ganz normale Aufgaben, durch Mutationen können sie aber in Onkogene, also Krebsgene, umgewandelt werden. Wie erwähnt sind ihre Produkte zu Zielmolekülen für die Krebstherapie geworden. Für uns ist wichtig zu realisieren, dass zwar längst nicht alle diese Onkogene über entsprechende Viren entdeckt wurden, da dies heutzutage auch ganz direkt über die Genomprojekte geschehen kann. Das virale src-Gen war aber das erste dieser Onkogene überhaupt, das entdeckt wurde und mit dessen Hilfe dann auch die natürlichen Varianten in den zellulären Genomen gefunden wurden. Seither wissen wir, dass Krebs eine genetisch bedingte Krankheit ist und dass es zur Krebsverhütung wichtig ist, seine Gene gut zu behandeln, also nicht zu rauchen und allzu hohe Strahlenbelastung zu vermeiden.

Die Viren haben uns also geholfen, besser zu verstehen, wie Krebs entsteht. Sie waren gewissermaßen die Wegbereiter für neues Wissen – und sind nicht nur die bösen Partikel, die schwere Krankheiten und auch Krebs erzeugen können. Erstmals in der Menschheitsgeschichte konnte man – mithilfe der Viren – sinnvolle und nachprüfbare Hypothesen für die Ursachen des Übels Krebs formulieren, an dem etwa ein Viertel von uns Menschen irgendwann sterben wird.

Vielleicht werden Sie sich jetzt fragen, ob es denn auch menschliche Tumorviren gibt, denn bislang ging es letztlich nur um Hühner. Die Antwort ist ein klares Ja! Dazu ein Beispiel: Im Jahre 1952 versuchte George Gey, ein Arzt an der Johns Hopkins University in Baltimore, zum allerersten Mal, Zellen eines menschlichen Tumors zu züchten. Er nahm dazu Gewebe aus der Geschwulst einer frisch an Gebärmutterhalskrebs operierten Patientin und kultivierte es in menschlichem Blutserum, dem Teil also, der von menschlichem Blut übrig bleibt, nachdem man die roten Blutkörperchen abgetrennt hat. Eine einzige dieser Zellkulturen ließ sich kontinuierlich fortpflanzen und »lebt« bis heute. Die inzwischen weltweit verbreiteten Zellen nannte Gey »HeLa«, nach den Anfangsbuchstaben des Namens der Patientin, Helen Lane.

Warum ist dieser Versuch überhaupt gelungen? Warum war und ist es möglich, die Zellen bis heute gewissermaßen unsterblich in Kultur zu halten, obwohl menschliche Zellen sich in der Regel nur 40- bis 50-mal teilen können und dann sterben? Der Grund ist, dass Gebärmutterhalskrebs durch ein Krebsvirus verursacht wird, und zwar ein sogenanntes menschliches Papillomvirus (abgekürzt HPV, für Human Papilloma Virus). Die Papillom- oder Warzenviren sind eine große Virusfamilie mit bis jetzt über 100 Mitgliedern. Ständig werden neue entdeckt. Einige von ihnen sind hochgradig krebserregend, wie HPV16 und 18, andere überhaupt nicht. Auf ihren Genomen ist Platz für etwa sieben bis acht Gene, darunter zwei Onkogene, die mit den Namen E6 und E7 bezeichnet werden. In den krebserregenden Varianten haben sie die Eigenschaft, zwei Proteine aus menschlichen Zellen an sich zu binden und damit aus dem Verkehr zu ziehen, und zwar die Proteine p53 und Rb. Beide Proteine haben die wichtige und zentrale Aufgabe, in unseren Zellen abnormales Wachstum zu verhindern.

Fehlen sie oder liegen sie in mutierter Form vor, kommt es unweigerlich zur Krebsentstehung. Dass sie wirklich zentral am Krebsgeschehen beteiligt sind, erkennt man daran, dass fast alle Tumorerkrankungen des Menschen mit Mutationen im Gen für das p53-Protein einhergehen. Da Krebs nur dann entsteht, wenn diese Gene fehlen oder durch Mutationen inaktiviert werden, spricht man von unterdrückenden, von Suppressor-Onkogenen. Wir haben es also bei der Krebsentstehung mit zwei Klassen von Genen zu tun. Die Onkogene, die wir im Zusammenhang mit den Retroviren kennengelernt haben, wie src und myc – sie erzeugen abnormales Wachstum, einfach indem sie vorhanden sind – und die Suppressor-Onkogene, die zur Tumorentstehung beitragen, indem sie fehlen oder inaktiv sind.

Im Fall der Papillomviren fehlt das Suppressor-Onkogen nicht, weil es inaktiviert ist, sondern weil virale Proteine sich fest an die funktionsfähigen Eiweißprodukte der genannten Suppressor-Onkogene binden. Diese können deswegen nicht mehr ihre Arbeit tun. Dass Gebärmutterhalskrebs durch menschliche Papillomviren verursacht wird, ist inzwischen dank der grundlegenden Arbeiten von Harald zur Hausen bewiesen. Er hat Jahre, wenn nicht Jahrzehnte, am Deutschen Krebsforschungszentrum in Heidelberg gegen große Widerstände für diese These gekämpft und sie schließlich auch experimentell bewiesen. Dafür hat er im Jahre 2008 den Nobelpreis für Medizin bekommen. Inzwischen gibt es auch eine Impfung gegen Gebärmutterhalskrebs. Damit lässt sich die Inzidenz dieses gefährlichen Tumors um 75 Prozent und mehr senken.

Die Viren haben sich hier etwas ganz Neues und zugleich Perfides ausgedacht. Damit sie sich vermehren können, haben sie einen Mechanismus entwickelt, der wirklich an die Substanz geht, der auf raffinierteste Art und Weise die Zellen an ihrem Lebensnerv packt und die sonst so sorgfältig von ihnen gehüteten Schlösser zu ihrer Vermehrung knackt. Beide Onkogene der Papillomviren, E6 und E7, sind im Genom der HeLa-Zellen zu finden. Deren Spenderin muss also ursprünglich mit einem Papillomvirus infiziert gewesen sein, das bei ihr den Tumor ausgelöst hat. Dies war aber seinerzeit noch unbekannt. Ein Nebeneffekt dieser interessanten Beobachtung: Auch in diesem Fall waren es Viren, die uns Einsichten in grundlegende Prozesse der Biologie der Zellen gebracht haben. In diesem Fall verstehen wir inzwischen, wie sie mithilfe der Suppressor-Onkogene ihre Vermehrung steuern.

Eine dritte Art der Wechselwirkung zwischen Virus und Wirtszelle ist die sogenannte Persistenz, also das oft lebenslange Überdauern eines Virus in bestimmten Wirtszellen, beispielsweise Nervenzellen. Manche Viren können jahrelang in lebenden Zellen überleben, sie müssen sie nicht notwendigerweise schädigen. Weltmeister in diesem Geschäft sind die Herpesviren. Wir werden sie später wieder treffen, weil es inzwischen Arzneimittel gegen sie gibt und weil sie im Zusammenhang mit HIV-Infektionen eine wichtige Rolle spielen. Der Mechanismus der Persistenz ist zwar nicht hundertprozentig, aber doch in vielen Details bekannt. Nehmen wir den Prototyp dieser Viren, das Herpes-simplex-Virus, das die immer wiederkehrenden und sehr lästigen Fieberbläschen auf den Lippen verursacht.

Die Herpes-simplex-Partikel erkennen verschiedene Rezeptoren auf unterschiedlichen Zelltypen, darunter auch auf den Fortsätzen von Nervenzellen. Diese Fortsätze werden Axone genannt und können teilweise zwei Meter lang sein, wenn eben auch die Spitze des kleinen Zehs noch schmerzempfindlich sein soll. Die Herpes-simplex-Viren docken zunächst an den Rezeptoren von Nervenenden in der Mundhöhle an, die für Geschmacksempfindung, aber auch für Reaktionen auf Druck und Hitze verantwortlich sind. Danach werden sie in das Zellinnere aufgenommen und dann entlang der Axone bis in den Zellkörper weiterer Nervenzellen transportiert. Im Bereich unseres Gesichts sind viele der Nervenzellen gemeinsam in einem Nervenzellknoten oder sogenannten Ganglion eines Hirnnervs, des Trigeminus, organisiert.

In diesem Ganglion befindet sich die virale DNA in einem biologisch inaktiven Zustand, in dem sie nicht abgelesen wird. Deswegen kann das Immunsystem, das nur auf Proteine, aber nicht auf das virale Erbgut reagiert, sie auch nicht erkennen. So kann die virale DNA jahrelang überdauern, nur um gelegentlich, meist im unpassendsten Moment, aktiviert zu werden. Das geschieht vor allem durch äußere Einflüsse, wie UV-Strahlung (Skifahren bei Sonne), Fieber oder Stresssituationen aller Art. In diesen Fällen entstehen neue Viruspartikel. Diese aktivieren das

Immunsystem, sodass die Fieberbläschen auf den Lippen selten länger als einige Tage andauern. Leider werden bei dieser Gelegenheit nur die Viren in diesen Bläschen angegriffen und getötet. Die in den Nervenbahnen verbleibende virale DNA wartet dort ungerührt, bis sich wieder einmal eine neue Gelegenheit ergibt. Man wird sie ein ganzes Leben lang nicht mehr los.

Bei einer bestimmten Variante der Herpesviren, dem Zytomegalievirus, ist gerade diese Tatsache wichtig, weil diese Variante bei der Geburt von der Mutter auf ihr Baby übertragen werden kann. Das hat für das Neugeborene erhebliche Folgen, die von einer eher harmlosen Bindehautentzündung bis hin zu schweren Gehirnentzündungen reichen können. Leider wissen viele schwangere Frauen nichts vom zähen Beharrungsvermögen dieser Viren und folglich nichts von der Existenz einer solchen Zeitbombe in ihrem Körper. Sofern sie es wissen, macht man einen Kaiserschnitt, da sich Kinder nur im Geburtskanal anstecken.

Weder gegen das Zytomegalievirus noch gegen den Lippenherpes gibt es Impfstoffe. Einzig gegen die Windpocken beziehungsweise die Gürtelrose kann geimpft werden. Beide Krankheiten entstehen durch ein und dasselbe Virus, das Varicella-Zoster-Virus, ebenfalls ein Herpesvirus. Eine Impfung ist empfehlenswert, da die Gürtelrose über Wochen hinweg andauern und sehr schmerzhaft sein kann. Außerdem gibt es erste Hinweise darauf, dass Patienten, deren Gürtelrose nicht behandelt wird, häufiger mit kognitiven Ausfällen zu kämpfen haben als Patienten, die entsprechende Medikamente erhalten. Eine Erklärung dafür ist, dass die Herpesviren neurotrop sind, also im Kontakt mit dem Nervensystem und damit auch mit dem Gehirn stehen.

Viren und ihre Wirtszellen pflegen also ein sehr vielfältiges und intimes Verhältnis. Man muss sich gegenseitig schon sehr gut kennen, um sich an den jeweiligen Partner anpassen zu können. Wer in dieser Auseinandersetzung die Oberhand behält – das Virus oder sein unfreiwilliger Wirt –, muss immer wieder und in jedem Einzelfall neu getestet werden. Mit welchen Tricks dabei gearbeitet wird, wobei man auch nicht zögert, im wahrsten Sinne des Wortes über Leichen zu gehen, davon handelt letztlich dieses Buch.

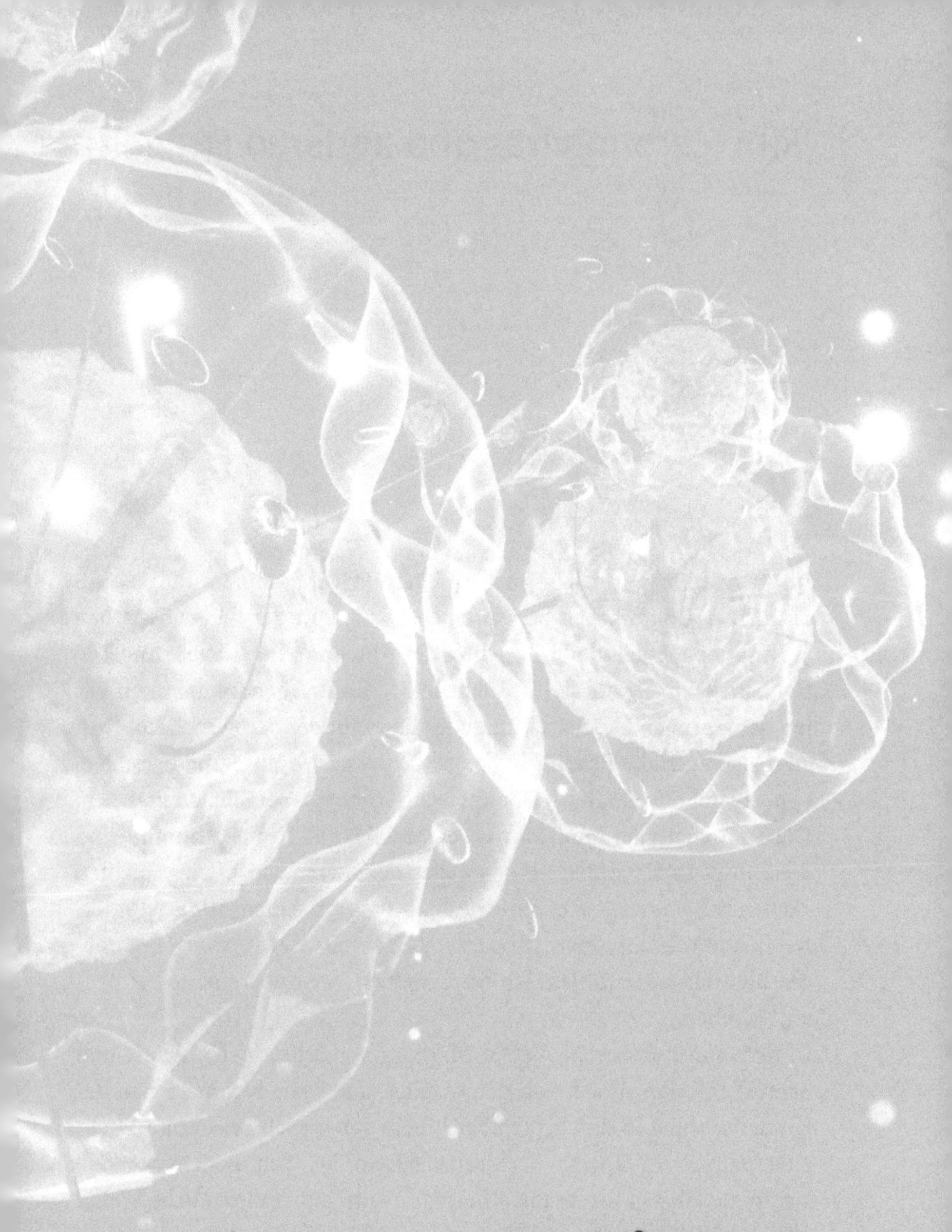

Kapitel 2

Vom Marburgvirus und anderen Erregern

Im August 1967 war ich bei meinen Eltern in Königstein im Taunus, um an meiner Doktorarbeit zu schreiben, die ich an der Eidgenössischen Technischen Hochschule Zürich in der Abteilung für Chemie angefertigt hatte – zur Synthese von Vitamin B_{12}. Eines Abends kam mein Vater, damals noch Geschäftsführender Direktor der Farbwerke Hoechst, zu denen auch die Behringwerke gehörten, nach Hause und berichtete von einem rätselhaften Krankheitsausbruch in den Behringwerken. Diese produzierten Impfstoffe gegen Masern und Kinderlähmung, und diese Impfstoffe wurden auf den Zellen der Nieren von Affen gezüchtet. Zu den Behringwerken gehörte deshalb auch ein Affengehege. Nun waren in den Werken innerhalb kurzer Zeit bereits vier Personen an inneren Blutungen verstorben. Ich hatte meinen Vater noch nie so beunruhigt gesehen.

In dem sonst so beschaulichen Marburg verbreiteten sich Angst und Schrecken. Man sprach von der »Affenseuche«, die Sommerferien der Kinder wurden in den September hinein verlängert. Friederike Moos, eine damals 19-jährige Berufseinsteigerin bei den Behringwerken, schilderte 2015 in ihrem Buch *In und um uns* auf eindrückliche Weise, wie vor allem die Mitarbeiterinnen und Mitarbeiter diese kritischen Tage erlebten, wie verzweifelt auch die behandelten Ärzte dieser rätselhaften unbekannten Krankheit gegenüberstanden. Für alle irgendwie Beteiligten muss es ein Albtraum gewesen sein.

Der erste Tierpfleger bei den Behringwerken erkrankte am 8. August 1967 und starb 14 Tage später. Die Symptome waren hohes Fieber, rasende Kopfschmerzen, Haarausfall, schwere innere Blutungen, Blutungen aus der Hautoberfläche und aus allen denkbaren Körperöffnungen. Von 23 in Marburg erkrankten Personen starben insgesamt fünf, also etwa jeder Fünfte. Ursache für die inneren Blutungen ist die Infektion der sogenannten Makrophagen, einer Sorte weißer Blutkörperchen. Ihr Tod führt dazu, dass bestimmte Wachstumsfaktoren freigesetzt werden, sogenannten Zytokine, darunter gamma-Interferon und der Tumornekrosefaktor. Die Zytokine wiederum bewirken, dass die Architektur der inneren Zellwand der Blutgefäße zerstört wird; auf diese Weise werden sie durchlässig, was die schweren Blutungen erklärt.

Als Auslöser für dieses zunächst rätselhafte Geschehen hat man schon sehr bald die Affen vermutet, deren Nieren man für die Gewebekulturen brauchte, um die Polioviren zu züchten. Bei den Tieren handelte sich um Grüne Meerkatzen, die in Uganda gefangen und dann über Entebbe und Frankfurt nach Marburg gebracht worden waren. Wegen des Sechs-Tage-Krieges musste der Transport über London umgeleitet werden. Dort waren sie ein paar Tage in einem Tierheim untergebracht. Vermutlich waren sie dort in Kontakt mit anderen Tieren, darunter Lemuren aus Sri Lanka, die offensichtlich nicht gesund waren. Die hygienischen Verhältnisse in dieser Londoner Unterbringung waren zudem äußerst mangelhaft, sodass die These von einer Infektion der für Marburg bestimmten Affen nicht abwegig war und ist. Dennoch wirkten die Tiere nach ihrer Ankunft zunächst unauffällig und zeigten keine besonderen Symptome. Eine Quarantäne war zudem nicht für alle Tiere vorgesehen, sondern nur für die, deren Nieren gebraucht wurden, um die damals übliche Sabin'sche Schluckimpfung, einen abgeschwächten Lebendimpfstoff, herzustellen. Allerdings galt die Regel merkwürdigerweise nicht für die Affen, mithilfe deren Nieren ein inaktivierter (Tot-)Impfstoff produzierte wurde.

Wie auch immer, das natürliche Versteck dieses Virus, das nach dem Ort, in dem es erstmals aufgetreten war, heute als Marburgvirus bekannt ist, blieb lange Jahre unbekannt. Die Meerkatzen kamen als Auslöser nicht in Betracht. Sie erkrankten viel zu schwer, starben zu schnell und waren wohl nur Zwischenwirte. Auch die Suche in Entebbe verlief ergebnislos, war diese Stadt doch nur ein Sammelplatz für Tiere aus den verschiedensten Landesteilen. Seither kam es zu größeren Marburgvirus-Ausbrüchen in den Jahren 2000 und 2005, in Durba (Demokratische Republik Kongo) und in Uige (Angola). Der letztere Ausbruch ist der größte, der je bekannt wurde – mit 227 Todesfällen von 252 infizierten Personen. Das ist mit 90 Prozent die höchste Todesrate, die jemals gemessen wurde. Danach fiel der Verdacht recht schnell auf ägyptische Nilflughunde, eine weit verbreitete Art von Fledertieren, die in diesen Regionen Äquatorialafrikas vorkommen und in denen das Virus nachgewiesen werden konnte. Insgesamt gab es bislang zwölf Marburgvirus-Ausbrüche, den letzten im Jahre 2017 in Uganda.

Das Marburgvirus hat einen Vetter mit Namen Ebola, benannt nach einem Fluss im Nordwesten der Demokratischen Republik Kongo, einem Nebenfluss des Mongola, der selbst ein Nebenfluss des Kongo ist. Das Ebolavirus hat man erstmals 1976 beobachtet, und zwar gleichzeitig an zwei Orten im Sudan und in Zaire (wie die Demokratische Republik Kongo damals hieß); nach diesen Ländern sind die unterschiedlichen Typen benannt. Ebolaviren sind mit dem Marburgvirus eng verwandt, aber noch ein wenig gefährlicher. Ebola-Sudan tötet 50 Prozent der infizierten Personen, Ebola-Zaire neun von zehn. Ebola-Zaire tauchte erstmals im Yambuku-Missionskrankenhaus im nördlichen Zaire auf, das von belgischen Nonnen geleitet wurde. Für ihre vielen Patientinnen und Patienten besaßen sie seinerzeit nur fünf Spritzen, die sie den ganzen Tag über benutzten und zwischendurch zwar reinigten, aber nicht sterilisierten. Einer ihrer Kranken war im September 1976 ein Lehrer, der von einem Urlaub ins nördliche Zaire zurückgekommen war und sich unwohl fühlte. Auf dem Weg zur Schule stoppte er im Missionskrankenhaus und erhielt eine Chloroquin-Spritze gegen Malaria, die man bei ihm vermutete. Wenige Tage später erkrankte er an Ebola, entweder weil die Spritze verunreinigt war oder weil er sich selbst schon vorher infiziert hatte. Er soll die sogenannte Kitum-Höhle an der Grenze zwischen Kenia und Uganda besucht haben. Sie ist bekannt für ihre wundervollen Versteinerungen, aber auch als Aufenthaltsort für Tiere aller Art, für Elefanten, Affen und Fledermäuse. Natürlich ist sie voller Exkremente und damit auch sicherlich voller Viren. Welcher Viren, weiß niemand.

Vom Missionskrankenhaus in Yambuku breitete sich eine Ebola-Epidemie aus, auch in die umliegenden Dörfer. Eine der erkrankten Schwestern wurde nach Kinshasa geflogen, in der Hoffnung auf eine bessere medizinische Behandlung. Zwar nützte ihr dies letzten Endes auch nichts, doch wurden auf diese Weise die Gesundheitsbehörden alarmiert. Man schickte Blutproben in das britische Forschungslabor in Porton Down und an das Center of Disease Control in Atlanta, USA, wo man auf die Analyse unbekannter Krankheitserreger spezialisiert ist. In den Proben aus Yambuku fand sich ein Marburg-ähnliches Virus. Daraufhin reiste eine Expertendelegation nach Zaire, um die dortigen Behörden im Kampf gegen die Epidemie zu unterstützen. Die Bevölkerung, die sich noch an den Umgang mit den Pocken erinnerte, hatte allerdings schon eigene Maßnahmen ergriffen, die, so einfach sie waren, bereits griffen. Die Toten wurden weit außerhalb der Dörfer beerdigt und die Orte selbst durch Straßensperren im Sinne einer »umgekehrten« Quarantäne vor Infektionen gesichert. Am Ende waren von 358 infizierten Personen 325 gestorben.

Bis heute ist unklar, woher dieses Virus wirklich kam und warum es sich letzten Endes nicht in Kinshasa selbst und von dort aus um die ganze Welt verbreitet hat. Ein schrecklicher, aber durchaus realistischer Gedanke! Der wahrscheinliche Grund ist, dass Ebola nur von Personen übertragen wird, die die schweren Symptome der Krankheit bereits aufweisen. Sie sind in der Regel schon bettlägerig und infizieren daher weniger Personen, als wenn sie noch herumlaufen könnten. Zuletzt kam es zu einem großen Ausbruch zwischen 2014 und Anfang 2016 in Westafrika in den Ländern Guinea, Liberia und Sierra Leone. Damals infizierten sich über 28600 Personen, von denen knapp 40 Prozent starben. Die hohe Sterberate bei einer Ebola-Infektion hat weltweit zu großen Anstrengungen geführt, einen Impfstoff zu entwickeln. Das ist tatsächlich gelungen. Bei einem Ausbruch in der Demokratischen Republik Kongo im August 2018 wurde er bereits mit Erfolg eingesetzt.

Es handelt sich um einen sogenannten vektorbasierten Impfstoff auf der Basis des Vesikuläre-Stomatitis-Virus (VSV). Dieses Virus, das vor allem auch Rinder infiziert, führt beim Menschen allerdings nur zu asymptomatischen Verläufen und wird daher gerne als Vektorimpfstoff verwendet. Auf Vektorimpfstoffe werde ich noch einmal zurückkommen. Kurz gefasst: Die Vektortechnik ist eine der vielen Möglichkeiten, einen Impfstoff zu bauen. Ausgangspunkt ist ein nicht-pathogenes Virusgenom, der sogenannte Vektor, dem ein Gen entfernt und durch ein entsprechendes Gen des Virus ersetzt wird, das man bekämpfen will. Durch das Produkt dieses viralen Gens soll dann eine Immunantwort ausgelöst werden. Im Fall von SARS-CoV-2 ist es das Gen für das Spike-Protein. Beim Ebola-Impfstoff wird das Gen für ein wichtiges zuckerhaltiges Protein im VSV-Genom durch ein entsprechendes Ebola-Protein ersetzt. Vektoren dieser Art können sich noch vermehren, deshalb handelt es sich hier um einen Lebendimpfstoff. Auch in der EU ist er seit November 2019 zugelassen. Leider herrschen in den Ebola-gefährdeten Regionen der Demokratischen Republik Kongo seit Langem bürgerkriegsähnliche Zustände, sodass es schwierig ist, die Bevölkerung systematisch zu durchimpfen.

Im Zusammenhang mit Ebola hat die Stadt Reston im US-Bundesstaat Virginia, unweit von Washington, traurige Berühmtheit erlangt. Dort ereignete sich 1989 der erste Ebola-Ausbruch nördlich des Äquators und, ähnlich wie in Marburg, weit außerhalb der vermuteten Ursprungsregion des Virus. Beide Städte liegen in einem zivilisatorischen Umfeld, das Erfahrungen mit schnell auftretenden tödlichen Viruskrankheiten seit den Zeiten der Kinderlähmung nicht mehr kannte.

In Reston gab es damals eine Quarantänestation für Affen. Jährlich werden etwa 16 000 wild lebende Affen aller Art in die USA importiert und müssen, bevor sie im Land verteilt werden, einen Monat in Quarantäne leben. Anfang Oktober 1989 wurde in der Quarantäne-Einrichtung in Reston eine Sendung von etwa 100 sogenannten Javaneraffen aus den Philippinen erwartet, nach einer zweitägigen Flugreise über

Amsterdam und New York. Zwei der Tiere waren schon bei der Ankunft tot, mehrere andere starben in den ersten Tagen. Die besorgten Veterinäre alarmierten das nahe gelegene US Army Medical Research Institute of Infectious Diseases in Fort Detrick, Maryland, wo man zuerst an Marburg dachte, dann aber, mit großem Schrecken, Ebola diagnostizierte. Die Armee wurde alarmiert; gleichzeitig begannen Affen in weit entfernten Räumen zu sterben, was darauf hindeutete, dass diese Virusvariante ausnahmsweise auch durch die Luft über Aerosole übertragen werden kann. Normalerweise wird Ebola nur durch Körperkontakte übertragen.

So entschied man sich schließlich dafür, alle Affen zu töten, was wegen deren Gefährlichkeit und Aggressivität zu einem enormen Unterfangen wurde. Hinzu kommt, dass es sich bei Ebola um eines der mutmaßlich gefährlichsten Viren für uns Menschen überhaupt handelt, mit dem man nur unter extremen Sicherheitsbedingungen arbeiten darf. Man spricht von Stufe 4 der Biologischen Sicherheit. Die Räume durften also nur mit einer Art Raumanzug betreten werden, unter Bedingungen, unter denen jeder Arbeitsschritt vorher geplant werden muss und die sicher nicht dazu geeignet sind, Affen einzufangen, zu betäuben und zu töten. Vor diesem Hintergrund ist es kein Wunder, dass sie trotz aller Vorsichtsmaßnahmen vier Menschen infizierten. Wunderbarerweise blieben sie jedoch symptomlos. Nicht auszudenken, wenn es anders gekommen wäre und sich das Virus in diesem dicht bevölkerten Umfeld verbreitet hätte.

Warum dieses Ebolavirus, das heute Ebola-Reston heißt, beim Menschen nicht zu dem schweren Krankheitsbild der anderen Ebolatypen führt, bleibt unklar. Inzwischen konnte das Erbmaterial der verschiedenen Ebolaviren analysiert und gelesen werden. Danach gibt es beträchtliche Unterschiede zwischen Marburg und Ebola und auch zwischen den verschiedenen Ebolatypen Ebola-Zaire, Ebola-Sudan und Ebola-Reston. Leider lassen diese Analysen bislang keinen Hinweis darauf zu, warum Marburg deutlich weniger gefährlich ist als die Ebolatypen und warum Ebola-Reston für Menschen nicht krankheitserregend ist.

Die Moral von der Geschichte: Wir leben in einer Welt mit Viren, deren genaue Herkunft nicht bekannt ist. Eine Epidemie kann infolge des globalen Handels mit Wildtieren und der Tatsache, dass infizierte Personen im Prinzip in nur 24 Stunden fast jeden Punkt der Welt erreichen können, jederzeit überall ausbrechen. Gegen diese Viren gibt es keinen Impfstoff und keine Therapie. Weil sie so gefährlich sind, können weltweit nur sehr wenige Laboratorien mit ihnen arbeiten, die Wissenschaft kommt deshalb nur langsam voran. Glücklicherweise waren alle Ausbrüche bislang begrenzt: Nachdem die Viren eine mehr oder weniger tödliche Spur des Schreckens hinterlassen hatten, hörten die Epidemien nach einiger Zeit einfach auf, ohne dass wir verstehen, warum. Die Situation ist vergleichbar mit der Gefahr durch Erdbeben, mit dem Unterschied allerdings, dass nicht nur Menschen, die in Risikogebieten leben, sich sorgen müssen, sondern wir anderen alle genauso.

Hat es Ebola-Infektionen schon früher gegeben? Vielleicht! In den Jahren 430–425 vor Christus trat in Athen eine verheerende Epidemie auf, von der Thukydides schreibt, sie hätte an die 300 000 Athener getötet. Eines der Opfer dieser Epidemie war Perikles, Anführer der Griechen, der als 65-Jähriger im Jahre 429 nach elftägiger Krankheit einen schrecklichen Tod starb. Seine Krankheitssymptome – hohes Fieber, Durchfall, innere und äußere Blutungen, Erbrechen und vieles mehr – wurden lange als klassische Merkmale der Pest interpretiert. Inzwischen häufen sich Zweifel an dieser Hypothese.

Der schnelle Tod der Opfer, aber auch die Beobachtungen, dass nur die Athener, nicht aber die damals angreifenden Spartaner erkrankten, weisen darauf hin, dass die Krankheit letztlich begrenzt war, wie eben Ebola, weil sie nur durch unmittelbare Körperkontakte, nicht über die Atemluft übertragen wurde. Inzwischen hat man auf dem Kerameikos-Friedhof in Athen ein Massengrab mit 130–150 Leichen gefunden; dieser Friedhof wurde vor allem im 5. Jahrhundert benutzt. Anhand der Grabbeigaben, insbesondere der Vasen, konnte man die Leichen auf die Jahre 430–429 datieren, also in genau die fragliche Zeit. Bisher allerdings haben die griechischen Behörden nicht erlaubt, dass nach DNA in den Leichen gefahndet wurde. Wer weiß, vielleicht würde man Spuren des Ebolavirus finden und feststellen, dass dieses ein seit Langem verbreitetes Virus ist? Übrig bleibt die Erkenntnis, dass die gefährlichsten Viren immer auch Zoonosen sind, also von Wildtieren auf den Menschen übertragen werden.

Plötzliche Viren-Ausbrüche sind keine medizinischen Kuriositäten, die in unseren Breiten selten auftreten. Das zeigt das Beispiel Aids. Dazu ein paar Zahlen: In knapp 40 Jahren seit Ausbruch der Aids-Pandemie haben sich mehr als 75 Millionen Menschen weltweit mit dem Aids-Virus infiziert, wovon etwa 33 Millionen schon gestorben sind. Etwa drei Millionen Menschen haben sich über Blutprodukte oder Bluttransfusionen infiziert, 40 000 von ihnen waren Bluter. Noch heute sterben in den USA zwei Bluter pro Tag, die in den 80er-Jahren, als es keinen Aids-Test gab, infiziert wurden. In Frankreich, wo Anfang 1999 dem ehemaligen Premierminister Fabius und zwei seiner Mitarbeiter der Prozess gemacht wurde, weil sie den Vertrieb Aids-verseuchten Bluts angeblich auch dann noch zugelassen hatten, als es den Test bereits gab, infizierten sich mehr als 4300 Personen über Bluttransfusionen mit Aids, wovon etwa 1000 bislang gestorben sind. In Deutschland waren 2018 insgesamt 87 900 Menschen mit Aids infiziert.

Wie konnte eine solche Pandemie entstehen? Ihre ersten Anzeichen traten etwa gleichzeitig in New York und San Francisco auf. Vor allem in San Francisco waren in der zweiten Hälfte der 70er-Jahre viele Tabus gegenüber Homosexualität gefallen. Sie wurde offen gelebt, es entstanden ganze Stadtviertel, wie etwa um die Castro Street, mit einschlägigen Bars und Badehäusern. Promiskuität wurde großgeschrieben. Hunderte von sexuellen Kontakten pro Tag und Person sollen keine Seltenheit gewesen sein. Zwei Dinge fielen im Lauf des Jahres 1981 den Ärzten auf: zum einen das gehäufte Auftreten von bislang seltenen Krankheitsbildern wie dem sogenannten Kaposi-Sarkom, einem Ausschlag auf der Haut, der ähnlich dem Hautkrebs durchaus bösartig sein kann, zum anderen die Häufung einer durch den Pilz *Pneumocystis carinii* verursachten Lungenentzündung. Diesen Pilz hatte ein Dr. Carini bereits 1914 entdeckt, doch er blieb jahrzehntelang eine medizinische Kuriosität. Nun plötzlich mussten die alten Lehrbücher hervorgekramt und konsultiert werden, um sich dieser seltenen Krankheiten zu erinnern.

Beide, das Kaposi-Sarkom und die *Pneumocystis carinii*-Lungenentzündung, deuten darauf hin, dass das Immunsystem der Patienten erheblich geschwächt ist. Nach einiger Zeit wurden diese Krankheitsbilder so häufig, dass man ihnen einen Namen gab, nämlich das »Acquired Immune Deficiency Syndrom«, also »Erworbene Immunschwäche«, abgekürzt Aids. Außerdem fiel auf, dass Aids gehäuft bei Homosexuellen auftrat. Politisch war diese Situation äußerst brisant, da die Homosexuellen hinter entsprechenden Hinweisen sofort einen Angriff auf die neu gewonnenen Freiheiten vermuteten. An eine Schließung der Badehäuser war zunächst nicht zu denken, zumal die Zusammenhänge in der Anfangsphase statistisch noch kaum relevant waren und über einen möglichen Erreger zunächst nur spekuliert werden konnte. In seinem Buch aus dem Jahre 1987 *And the Band Played on: Politics, People and the AIDS Epidemic (1980–1985)* hat der Journalist Randy Shilts sehr detailliert die Anfangszeit dieser Epidemie recherchiert und geschildert. Er ist selbst 1994 an Aids gestorben.

Die Suche nach dem Erreger gestaltete sich nicht nur schwierig, weil zunächst die richtigen Wirtszellen nicht gefunden wurden. Zudem entwickelte sie sich zu einem unerfreulichen Wettlauf zwischen amerikanischen und französischen Wissenschaftlern, wobei man sich des Eindrucks nicht erwehren konnte, es ginge hier eher um nationales Prestige als um die betroffenen Patienten. In Paris war eine Arbeitsgruppe am altehrwürdigen und hochrenommierten Pasteur-Institut um die Virologen Luc Montagnier und Françoise Barré-Sinoussi erst im Sommer 1982 auf das Problem aufmerksam geworden, da hier die ersten Aids-Fälle später als in den USA auftraten, aber auch für europäische Verhältnisse damals nicht mehr zu übersehen waren. Beide, Montagnier und Barré-Sinoussi, erhielten 2008 für die Entdeckung des Humanen Immundefizienz-Virus (HIV) den Nobelpreis für Medizin.

Der amerikanische Gegenspieler von Luc Montagnier war Robert Gallo vom Nationalen Krebsinstitut der USA in Bethesda bei Washington. Gallo war ein alter Hase auf dem Gebiet der Retrovirologie und hatte bereits ein menschliches Retrovirus bearbeitet, das für die Entstehung seltener Formen von Blutkrebs verantwortlich ist, nämlich HTLV-1, für Human T-Cell Leukemia Virus. In den 70er- und frühen 80er-Jahren war die Suche nach diesen Krebsviren äußerst aktuell, da man bereits wusste, dass sie bei Tieren Krebserkrankungen verursachen können, und daher vermutete, dies müsse beim Menschen auch so sein. Aids allerdings ist keine Krebserkrankung, sodass zunächst nicht sicher war, ob hier ebenfalls ein Retrovirus im Spiel sein könnte. Was allerdings 1982 bereits deutlich wurde, war die Immunschwäche, die es auslöst und die sich über einen dramatischen Verlust an einer bestimmten Klasse von Zellen des Immunsystems bemerkbar macht, den sogenannten T-Helferzellen. Mit diesen Zellen hatte sich Robert Gallo ebenfalls schon befasst und dabei einen Botenstoff entdeckt, das Interleukin 2. Es wirkt als Wachstumsfaktor für diese Art von T-Zellen, genauso wie das Erythropoetin, auch EPO genannt, als Wachstumsfaktor für rote Blutkörperchen fungiert. Seit der Entdeckung des Interleukins 2, die vielleicht Gallos größter Beitrag zum Aids-Problem war, können die T-Zellen in praktisch beliebigen Mengen im Laboratorium gezüchtet werden.

Als Spezialist für ein Virus, das genau diese Zellen befällt, sie allerdings nicht tötet, sondern umgekehrt in Krebszellen umwandelt, schien Gallo also in der Tat prädestiniert, diese Suche durchzuführen und endlich das HI-Virus dingfest zu machen. Er konnte auch sehr schnell zeigen, dass sich im Überstand von Blutkörperchen infizierter Patienten ein für ein Retrovirus charakteristisches Enzym aktiv war, die sogenannte Reverse Transkriptase, aber es gelang ihm einfach nicht, das Virus zu züchten. Vielleicht lähmte ihn eine gewisse »déformation professionelle«, also die aus dem gewohnheitsmäßigen Umgang mit einem Krebsvirus herrührende vorgefasste Meinung, wonach ein Retrovirus kein Virus klassischer Art sein kann, das seine Wirtszellen einfach tötet, statt sie, wie üblich, nur unsterblich zu machen.

Sein französischer Kollege schien unbefangener zu sein und zögerte nicht, die Kulturen ständig mit uninfizierten T-Zellen zu füttern, bis er nach einigen Monaten eine größere Menge Virus in Händen hielt, das alle damals bekannten Eigenschaften eines Aids-Virus aufwies. Er nannte es LAV, für Lymphoadenopathy Virus, da es bei Aids eben auch zu einer Lymphdrüsenschwellung kommt und man das ursprüngliche Material aus Lymphdrüsen befallener Patienten gewonnen hatte. Montagnier sandte sogar eine Probe »seines« Virus zu Robert Gallo nach Washington, der kurz danach behauptete, er hätte nun ebenfalls ein Aids-Virus isoliert. Später stellte sich dann heraus, dass eine aus Washington nach Paris zurückgesandte Probe »mit LAV identisch war«, obwohl dies ausgesprochen unwahrscheinlich sein musste, denn die Aids-Viren weisen größte Variabilität auf. Selbst von einem einzigen Patienten lassen sich gelegentlich mehrere Varianten isolieren. Robert Gallo hatte also die französische Probe einfach übernommen.

Bei dieser Auseinandersetzung ging es natürlich um den Ruhm, der Entdecker des Aids-Virus zu sein – aber auch um viel Geld. Wer ein Virus in der Hand hält und es züchten kann, kann auch einen Test entwickeln, um es nachzuweisen. Und ein Test lässt sich patentieren und verkaufen. Konkret geht man so vor, dass zunächst Antikörper gegen das gereinigte Virus hergestellt werden. Antikörper sind Eiweißbestandteile im Blut, die andere, körperfremde Eiweißbestandteile erkennen und binden. Sie werden, wie schon erwähnt, durch bestimmte Zellen des Immunsystems, die sogenannten B-Zellen, produziert. Im konkreten Fall des Aids-Virus injiziert man dieses beispielsweise in Kaninchen, die zwar nicht erkranken, deren B-Zellen aber die Virushülle als fremd erkennen und dagegen Antikörper produzieren. Ähnliches geschieht übrigens auch bei uns Menschen bei jeder Virusinfektion, wobei die Antikörperproduktion leider einige Zeit dauert, sodass der Körper nicht gleich, sondern erst nach einigen Tagen geschützt ist. Dann allerdings kann es bei den Killerviren schon zu spät sein. Im Fall der mit dem Aids-Virus infizierten Kaninchen werden nach einigen Wochen entsprechende Antikörper isoliert, gereinigt und dann für den Virusnachweis verwendet. Sofern beispielsweise eine menschliche Blutprobe das Virus enthält, wird der im Kaninchen hergestellte Antikörper dieses erkennen und binden. Dabei entstehen Eiweißkomplexe aus Antikörper und Virus, die biochemisch leicht nachzuweisen sind. Ist kein

Virus in der Probe, dann kann ein solcher Komplex nicht entstehen, da es für den Antikörper eben nichts zu erkennen gibt.

Anders als bei der Entdeckung des Virus waren die Amerikaner bei der Entwicklung eines Tests schneller. Am Ende bedurfte es sogar eines Staatsvertrags zwischen Frankreich und den USA, den die beiden Präsidenten Reagan und Mitterand auf höchster Ebene auszuhandeln hatten, um wenigstens die patentrechtlichen Fragen zu klären.

Eine unendlich traurige Geschichte ist der Umgang mit Blutkonserven. Schon im Frühjahr 1983, als eine ältere Frau an Aids erkrankte, die drei Jahre zuvor eine Blutkonserve erhalten hatte, sonst aber ohne jeden Kontakt zu Risikopersonen war, wurde klar, dass Aids auch über Blutkonserven übertragen werden kann. Anders als in Deutschland wurden in den USA seinerzeit die Blutspenden gut honoriert, was dazu führte, dass es weniger Spender gab, die aus Gründen der Nächstenliebe spendeten, als solche, die dieses Geld bitter nötig hatten, darunter beispielsweise auch Drogenabhängige. Da diese in der Regel nicht sterile Spritzen verwenden, ist die Chance nicht gering, auf diese Weise Erreger aller Art zu übertragen, nicht nur Aids.

Gefährdet waren vor allem die Bluter, also Menschen, denen in ihrem Blut die Gerinnungsfaktoren VIII oder XI fehlten. In den meisten Fällen ist diese Krankheit durch ein mutiertes Gen verursacht. Da die entsprechenden Gene auf dem X-Chromosom liegen, sind fast nur Männer betroffen, Frauen selten auch, sie übertragen aber vor allem die Krankheit. Der prominenteste Bluter war wahrscheinlich der Zarewitsch Alexander, das fünfte Kind des letzten Zaren Nikolaus II. und seiner Frau Alexandra. Damals, zu Anfang des 20. Jahrhunderts, war über die Ursache dieser Erbkrankheit, auch »englische Krankheit« genannt, weil sie auf die Königin Viktoria zurückzuführen ist, nichts bekannt. Die Patienten starben schon in jungen Jahren an inneren Blutungen. Am Zarenhof musste der Scharlatan Rasputin als Gesundbeter herhalten, mit den bekannten Konsequenzen.

In der frühen Phase der Aids-Pandemie, als das Virus noch nicht charakterisiert war und ein Test fehlte, gab es dennoch einen technischen Ausweg, nämlich den, gespendetes Blut auf bloßen Verdacht hin zu pasteurisieren, also durch kurzfristiges Erhitzen zu sterilisieren. Das ist nicht ganz einfach, da es auf eine Weise geschehen muss, die wichtige Inhaltsstoffe, darunter auch die für Bluter so wichtigen Gerinnungsfaktoren, nicht zerstört. Heute werden die den Blutern fehlenden Gerinnungsfaktoren gentechnisch in Zellkulturen hergestellt, die das menschliche Gen für diesen Faktor enthalten. Damit kann es auch nicht mehr zu Virus-Verunreinigungen kommen.

Anfang der 80er-Jahre war eine gentechnische Herstellung der Gerinnungsfaktoren jedoch noch nicht möglich, sodass die Bluter auf Blutpräparate angewiesen waren, die mit diesen Faktoren angereichert waren – mit dem Risiko der Verunreinigung durch Viren. Deshalb entwickelten verschiedene Firmen, darunter auch die erwähnten Behringwerke, ein Pasteurisierungsverfahren, ähnlich wie es bei Frischmilch angewandt wird. Durch kurzes Erhitzen werden dabei die eher labilen Viren zerstört, ohne dass gleichzeitig die Funktion der Gerinnungsfaktoren beeinträchtigt wird. Das Ganze ist ein Balanceakt, da natürlich die Gerinnungsfaktoren auch Proteine sind, die durch Erhitzen letztlich ebenfalls zerstört werden.

Leider geschah diese vorsorgliche Pasteurisierung nicht überall und mancherorts auch dann nicht, als bereits ein Test zum Nachweis des Aids-Virus zur Verfügung stand. So stellte beispielsweise die amerikanische Firma Abbot Ende März 1985 einen zuverlässigen Test zur Verfügung, der aber in Frankreich zunächst nicht zugelassen wurde. Dies geschah erst Mitte Juni 1985, zehn Wochen später, kurz nachdem auch der vom Pasteur-Institut entwickelte Test marktfähig wurde. In diesem kurzen Zeitraum erkrankten in Frankreich an die 350 Menschen völlig unnötig an Aids. Viele Verantwortliche in der damaligen Verwaltung Frankreichs wurden angeklagt und verurteilt. Laurent Fabius allerdings, der damalige Premierminister Frankreichs, wurde vom Gerichtshof der Republik freigesprochen.

Selbst heute bleibt bei Transfusionen immer noch ein gewisses Restrisiko, da zwischen dem Zeitpunkt der Infektion und dem Auftreten von nachweisbaren Viren einige Wochen vergehen können. Wenn ein Infizierter in dieser Zeit Blut spendet, dann wird diese Blutkonserve verseucht sein, ohne dass man es mit Gewissheit nachweisen könnte. Aus diesem Grunde gibt es beispielsweise in den USA immer noch etwa 70 HIV-Infektionen pro Jahr, die auf Bluttransfusionen zurückgehen, bei uns noch etwas weniger.

Woher stammt das Aids-Virus? Ein Aufsatz mit dem Titel »Von Pan zur Pandemie« aus der britischen Zeitschrift *Nature* vom 4. Februar 1999 machte deutlich, dass man endlich Klarheit über den Ursprung gewonnen hat. *Pan troglodytes*, so der wissenschaftliche Name für den Schimpansen, ist nicht mehr nur der verdächtige, sondern der »schuldige« Kandidat. Derart klar war die Lage nicht immer. Zwar hatte man schon lange vermutet, dass Afrika, genauer gesagt das westliche Zentralafrika, Ausgangspunkt der Pandemie sein musste, weil die älteste Blutprobe, in der man das Aids-Virus je nachweisen konnte und die auf das Jahr 1959 zurückgeht, aus eben diesem Teil Afrikas stammte. Es gab aber auch schon andere Verdächtige, darunter diverse andere Affenarten, desgleichen angeblich Wissenschaftler am schon erwähnten Forschungsinstitut der amerikanischen Armee für Infektionskrankheiten in Fort Detrick, Maryland, die dieses Virus im Zuge von Arbeiten zur biologischen Kriegsführung mit Mitteln der Gentechnik konstruiert haben sollten. Dass es im Jahre 1959 noch keine Spur von Gentechnik gab – sie wurde erst 1972 erfunden –, hat allerdings einige kalte Krieger der späten 70er-Jahre aus Ostberlin nicht davon abgehalten, derartige Gerüchte in die Welt zu setzen.

Woher kam nun die neue Gewissheit? Sie stammt von einer Schimpansin namens Marilyn, die 1959 irgendwo in Afrika in freier Wildbahn gefangen worden war, als Affenkind in die USA gelangte und dort im Jahre 1985 eines natürlichen Todes nach einer Zwillingsgeburt starb. In ihrem Blut hatte man schon 1985 Antikörper gegen HIV gefunden, obwohl das Tier niemals menschliche Blutkonserven erhalten hatte und auch niemals in der Aids-Forschung eingesetzt war. Außerdem war Marylin bereits jung in die USA gelangt und konnte sich daher kaum durch Geschlechtsverkehr mit einem Artgenossen infiziert haben. Die HIV-Infektion, die übrigens völlig symptomlos verlief, musste sich Marilyn also in der freien Wildbahn oder von der Mutter geholt haben.

Man hatte Marylin 1985 einige Organ- und Blutproben im Rahmen einer Autopsie entnommen; eine genaue Analyse ergab nun, dass der Erreger, mit dem sie infiziert war, praktisch ununterscheidbar vom menschlichen HI-Virus war. Es gibt drei menschliche HIV-Typen, M, N und O. M ist die Hauptvariante (von englisch »main«). Typ O (für »outlier«, was so viel wie randständig bedeutet) steht für ein Virus, das sehr viel seltener auftritt, während von Typ N (für non-O/non-M) überhaupt nur zwei Fälle aus Kamerun bekannt sind. Letztlich hat also Typ M die Pandemie ausgelöst. Und genau dieser Typ fand sich nun bei Marilyn. Das Tier, wie sich dann noch herausstellte, entstammte einer von vier Unterarten von Schimpansen, die in Zentralafrika genau dort vorkommt, wo man auch den Ursprung der HIV-Stämme vermutet. Damit ist klar, dass HIV-1, das menschliche Aids-Virus, im Grunde ein Affenvirus ist, das für die Schimpansen völlig ungefährlich ist und irgendwann und irgendwie einmal auf den Menschen übertragen wurde. Der Mensch allerdings ist ein höchst empfänglicher Wirt, weshalb der Erreger eine echte Pandemie auslösen konnte. Man nennt solch eine von Tieren übertragene Krankheit eine Zoonose.

Zoonosen sind Infektionskrankheiten, die bei Tieren und Menschen vorkommen und vom Tier auf den Menschen (und umgekehrt) überspringen können. Für eine Zoonose müssen mehrere Bedingungen erfüllt sein: Die Genomorganisation der aus Tieren und Menschen isolierten Virus-Isolate muss übereinstimmen; die Viren müssen phylogenetisch verwandt sein; sie müssen in ihrem natürlichen Wirt vorkommen; Vorkommen und Übertragungsort müssen nahe beieinanderliegen; und schließlich: Die Übertragung auf den Menschen muss plausibel sein. Im konkreten Fall von HIV passt dies alles zusammen, insbesondere auch die Tatsache, dass Schimpansen im westlichen Zentralafrika gejagt und als Delikatesse verzehrt werden (»bushmeat«). Dabei wird mit den Tieren nicht gerade zimperlich und professionell umgegangen, sodass es wahrscheinlich ist, dass die Jäger sich mit Schimpansenblut infizieren. Die anderen drei Schimpansen-Unterarten sind übrigens ebenfalls Träger von Viren, die aber bislang nicht auf den Menschen übergesprungen sind.

Eine andere Zoonose ist das dem HIV-1 entfernt verwandte HIV-2. Beide Viren ähneln sich in ihrer Genomstruktur und in vielen Details des Infektionsverlaufs. Dennoch ist HIV-2 weniger gefährlich als HIV-1; es hat längere Inkubationszeiten, in denen die Patienten ohne Symptome sind, und vermehrt sich deutlich langsamer als sein pandemischer Verwandter. Es stammt nicht vom Schimpansen, sondern von den in Westafrika heimischen Mohrenmangaben, auch Halobanda-Affen genannt. Sie werden dort nicht nur gejagt, sondern auch als Haustiere gehalten, sodass Menschen häufig enge Kontakte zu ihnen haben.

Die Geschichte vom Ursprung des HIV-1 aus Schimpansen beruht bislang nur auf der Verbindung zu einem Tier – Marilyn. Man müsste unbedingt diesen Verdacht an anderen, frei lebenden Tieren bestätigen. Außerdem ließe sich vielleicht an diesen Tieren untersuchen, warum sie zwar mit einem Aids-Virus infiziert sind, aber nicht erkranken. Fraglich ist allerdings, ob es die spezielle Schimpansen-Unterart noch lange genug in freier Wildbahn geben wird, um Fragen zu beantworten, die vor dem Hintergrund der Aids-Pandemie von größter Bedeutung sind. Mit Tieren in Gefangenschaft kann man sie nicht beantworten, da diese nie in freier Wildbahn gelebt haben und in ihnen die vielleicht viele Tausende von Jahren herrschende Koexistenz von Tieren und Viren unterbrochen ist.

Noch vor zehn Jahren wurde die Zahl frei lebender Schimpansen auf 120 000 geschätzt. Allerdings wird in Uganda ein zunehmender Verzehr von Schimpansenfleisch beobachtet, ausgelöst durch Flüchtlingsströme aus der Demokratischen Republik Kongo. Angesichts steigender Flüchtlingszahlen wird die Zahl der Schimpansen rasch abnehmen, sofern nicht schnellstens Maßnahmen zu ihrer Erhaltung ergriffen werden. Die Nachricht, sie seien Träger von Viruserkrankungen, die auf den Menschen überspringen können, mag zwar die Freude am Genuss von »bushmeat« dämpfen, dürfte aber die Ausrottung der Tiere eher noch beschleunigen.

Ein weiteres Rätsel neben der Frage, woher das Aids-Virus stammt, ist das Kaposi-Sarkom, an dem die Infizierten häufig leiden. Es handelt sich dabei um eine seltene, vergleichsweise gutartige Form von Hautkrebs, die seit ihrer ersten Beschreibung vor gut 125 Jahren nur wenige Hundert Mal in der medizinischen Literatur aufgetaucht ist. Sie trifft vor allem Männer südeuropäischer oder jüdischer Herkunft zwischen 60 und 70 Jahren und, merkwürdigerweise, die Männer der Volksgruppe der Bantus in Afrika. Die ersten Zeichen der Infektion sind ein rötlicher Ausschlag auf der Haut, der sich mit der Zeit immer mehr ausbreitet. Die klassische Form des Kaposi-Sarkoms führte aber nur selten zum Tode; meist starben die im Allgemeinen älteren Patienten an anderen Krankheiten, bevor das Sarkom überhaupt Zeit fand, wirklich bösartig zu werden und zu streuen.

Als Aids auftauchte, war es deswegen überraschend und zunächst völlig unerklärlich, dass Patienten mit dem Kaposi-Sarkom plötzlich jung waren und, wie sich bald herausstellte, in der Regel auch homosexuell. Heute wissen wir, dass sie mit HIV infiziert waren. Doch damit stellte sich eine Frage: HIV ist doch keine Krebserkrankung, sondern eine klassische Virusinfektion, die ihre Zielzellen tötet, aber nicht zu maßlos wachsenden Krebszellen macht – irgendetwas stimmt hier nicht, aber was? Die Antwort auf diese Frage ist heute bekannt.

Auch beim Kaposi-Sarkom von Aids-Kranken ist ein neues, bislang unbekanntes Virus im Spiel. Es heißt HHV-8, was für Humanes Herpesvirus Typ 8 steht. Herpesviren sind in uns Menschen weit verbreitet, weil sie die Eigenschaft haben, zu fortdauernden, persistierenden Infektionen zu führen, und uns daher lebenslang begleiten können. Viele kennen dies von den Fieberbläschen auf den Lippen oder von der Kinderkrankheit Windpocken (Varizellen, gehören zu den Herpesviren), die uns im späteren Alter als Gürtelrose (Herpes zoster) wieder begegnen können. Zwischendurch gibt es gottlob immer lange Ruhepausen. Auch HHV-8 ist weit verbreitet. Zwischen zwei und zehn Prozent der Bevölkerung sollen weltweit damit infiziert sein, ohne dass es in der Regel zu irgendwelchen Symptomen kommt. Das Kaposi-Sarkom ist extrem selten, sodass zwischen beiden wohl kaum ein Zusammenhang bestehen kann. Dieser entsteht erst, wenn gleichzeitig eine HIV-Infektion hinzukommt.

HIV hat nämlich die merkwürdige Eigenschaft, auf seinem Genom sechs Gene zu tragen, deren Eiweißprodukte, auch Transkriptionsfaktoren genannt, andere Gene aktivieren können, und zwar nicht nur die des eigenen Erbguts, sondern auch die des Erbguts anderer Viren, wenn diese sich zufällig gemeinsam in ein und derselben Zelle befinden. Nun trägt das Herpesvirus auf seinem Genom ein Gen, dessen Produkt eine normalerweise ruhende Zelle zum Wachsen anregen kann. Man nennt solche Gene, wie wir bereits gesehen haben, Krebs- oder Onkogene. Im konkreten Fall handelt es sich beim Produkt dieses Onkogens um einen Eiweißbestandteil auf der Oberfläche von Zellen, der normalerweise erst aktiv wird, also Zellwachstum signalisiert, wenn ihm dies durch Bindung eines Wachstumsfaktors mitgeteilt wird. Die Onkogene wirken dadurch, dass sie auch ohne ein Signal von außen aktiv werden – dass sie, mit anderen Worten, immer Wachstum signalisieren. Das kann bereits der Austausch eines einzigen Buchstabens im zugehörigen Gen bewirken. Die so befallenen Zellen fahren gewissermaßen immer Vollgas, sie teilen sich und teilen sich, wie eben Krebszellen. Genauso scheint es beim Kaposi-Sarkom zu funktionieren. Eines der aktivierenden HIV-Gene schaltet das HHV-8-Krebsgen an. Dessen Produkt lagert sich in die Zelloberfläche der betroffenen Zelle ein und aktiviert wiederum einen Regelkreis, der das Wachstum der sonst ruhenden Zelle anregt. Diese wird mit der Zeit zu einer Krebszelle und löst das Kaposi-Sarkom aus. Das gehäufte Auftreten des Kaposi-Sarkoms hat ursprünglich auf die Spur des Aids-Virus geführt. Dass es uns noch ein zweites, bislang unbekanntes Virus erkennen ließ, war ebenso unerwartet.

Aids ist zu einer echten Pandemie geworden. Die Gründe hierfür sind vielfältig, vor allem die extreme Urbanisierung Afrikas, schnelle und unbeschränkte Reisemöglichkeiten, die Schimpansenjagd, sexuelle Freizügigkeit sowie die weite Verbreitung von Drogen, die intravenös zugeführt werden. Prävention ist also wichtig, mit Aufklärung können viele Aids-Fälle verhindert werden. Gleichzeitig steht die Wissenschaft vor der Herausforderung, wirksame Arzneimittel zu entwickeln und, noch besser, einen Impfstoff. Welche Fortschritte es gibt, darüber mehr in einem späteren Kapitel.

Aids ist eine Krankheit, die allem Anschein nach nicht durch ein neues Virus hervorgerufen wird, sondern eine Zoonose. Der Erreger ist erst pandemisch geworden, als er mit dem Menschen einen neuen Wirt gefunden hat. Das ist kein Einzelfall, wie wir zum Beispiel von den Influenzaviren, vom Marburgvirus, von SARS-CoV-2 oder von Ebola wissen. Eine Lehre daraus ist, dass man zu Tieren, die sich nicht als Haustiere bewährt haben, eine gewisse Distanz wahren sollte.

Könnte man die Verbreitung von Viren in Wildtierpopulationen verhindern? Zu den Viren, die Zoonosen verursachen, gehören nicht nur Ebola, HIV oder SARS-CoV-2, sondern auch viele andere, darunter das Tollwutvirus. An Tollwut sterben weltweit jährlich knapp 60 000 Menschen, vor allem in Indien. Die Krankheit ist fast immer tödlich. Die Menschen, die sie überstanden haben, lassen sich an den Fingern einer Hand abzählen. Übertragen wird die Tollwut von Hunden, Füchsen, Waschbären, Wildschweinen und, vor allem, Vampirfledermäusen, einer Art Fledertiere, die in Südamerika weit verbreitet sind und sich vom Blut anderer Säugetiere ernähren, auch von menschlichem Blut. Im Prinzip können Tiere aller Art geimpft werden, was bei Nutz- und Haustieren möglich, bei Wildtieren aber nicht realistisch ist, da sie in abgelegenen Gegenden leben. Man könnte sie durch Köderimpfstoffe oder sich selbst ausbreitende Viren immunisieren, Erfahrungen mit solchen Strategien gibt es bislang aber nicht.

Daher bleibt uns zunächst nur, die Viren aufzuspüren, die ein potenzielles Risiko, vor allem ein pandemisches Risiko für den Menschen darstellen. In den USA gab es hierzu ein Programm namens PREDICT, das von der Entwicklungsbehörde USAID, der »United States Agency for International Development«, gegründet und finanziert wurde. Auslöser war seinerzeit die Sorge vor einem Ausbruch der Vogelgrippe H5N1 im Jahre 2005. Bis Ende 2019 hat man über 140 000 Proben diverser Wildtiere gesammelt und mehr als 1000 Viren identifiziert, darunter auch eine neue Ebola-Variante. Die Trump-Administration hat dieses Programm jedoch im Februar 2020 eingestellt, sodass diese Ressourcen derzeit nicht genutzt werden können. Im Lauf von PREDICT wurden 949 neue Viren in zoonotischen Brennpunkten über 30 Länder hinweg entdeckt. In einem Nachfolgeprogramm, dem Global Virome Project, sollen die Genome aller dieser Viren gelesen werden, in der Hoffnung, nicht nur die weltweiten Ressourcen für solche Untersuchungen zu verstärken, sondern vielleicht sogar Pandemien in einer Post-Covid-19-Welt vorauszusagen.

Auch bei Nutztieren gibt es Epidemien oder Pandemien, die als Epizootien oder Panzootien bezeichnet werden. Dazu gehört zum Beispiel die Maul- und Klauenseuche. Man könnte die Tiere durchaus dagegen impfen. Da sich aber geimpfte und infizierte Tiere kaum unterscheiden lassen, wird die Impfung in der Regel zu einem echten Hindernis für den internationalen Nutztierhandel. Befallene Tiere werden daher in der Regel ausnahmslos gekeult und die Ställe desinfiziert. Die Folgen können dramatisch sein. In Großbritannien kam es im Februar 2001 zu einem schweren Ausbruch der Maul- und Klauenseuche. Die Regierung von Tony Blair verordnete Straßensperren und Transportverbote, bekam die Seuche aber nicht in den Griff. Erst als der damalige Science Adviser, der wissenschaftliche Berater der Regierung Ihrer Majestät, Sir David King, die Dinge in die Hand nahm und sich kompetenten epidemiologischen Rat suchte, konnte die Seuche eingedämmt werden. Er verordnete noch massivere, aber gezielte Einschränkungen des Reiseverkehrs und des Tourismus in und von den gefährdeten Gegenden. Am Ende mussten mehr als vier Millionen Tiere gekeult werden. Das und die strengen Kontakt- und Reisebeschränkungen nach und in Großbritannien hätte man sich größtenteils ersparen können, wenn man früher auf die Wissenschaft gehört hätte.

Viren kennen keine »political correctness«. Wenn sie nicht durch Impfstoffe oder Medikamente ausgebremst werden, reagieren sie allein auf konsequente Kontaktverbote. Und wenn es eine Lehre aus der SARS-CoV-2-Pandemie gibt, dann sicher die, dass wir unseren Umgang mit Wildtieren überdenken müssen. Dabei darf nicht vergessen werden, dass Wildtiere selbstverständlich nicht die einzigen Reservoire oder Zwischenwirte für Viren sind. Man denke nur an Stechmücken (*Aedes aegypti*), die das Gelbfiebervirus oder das Zikavirus übertragen. Immer dann, wenn es um Zwischenwirte für Viren geht, gilt es daher, auch Insekten in Betracht zu ziehen.

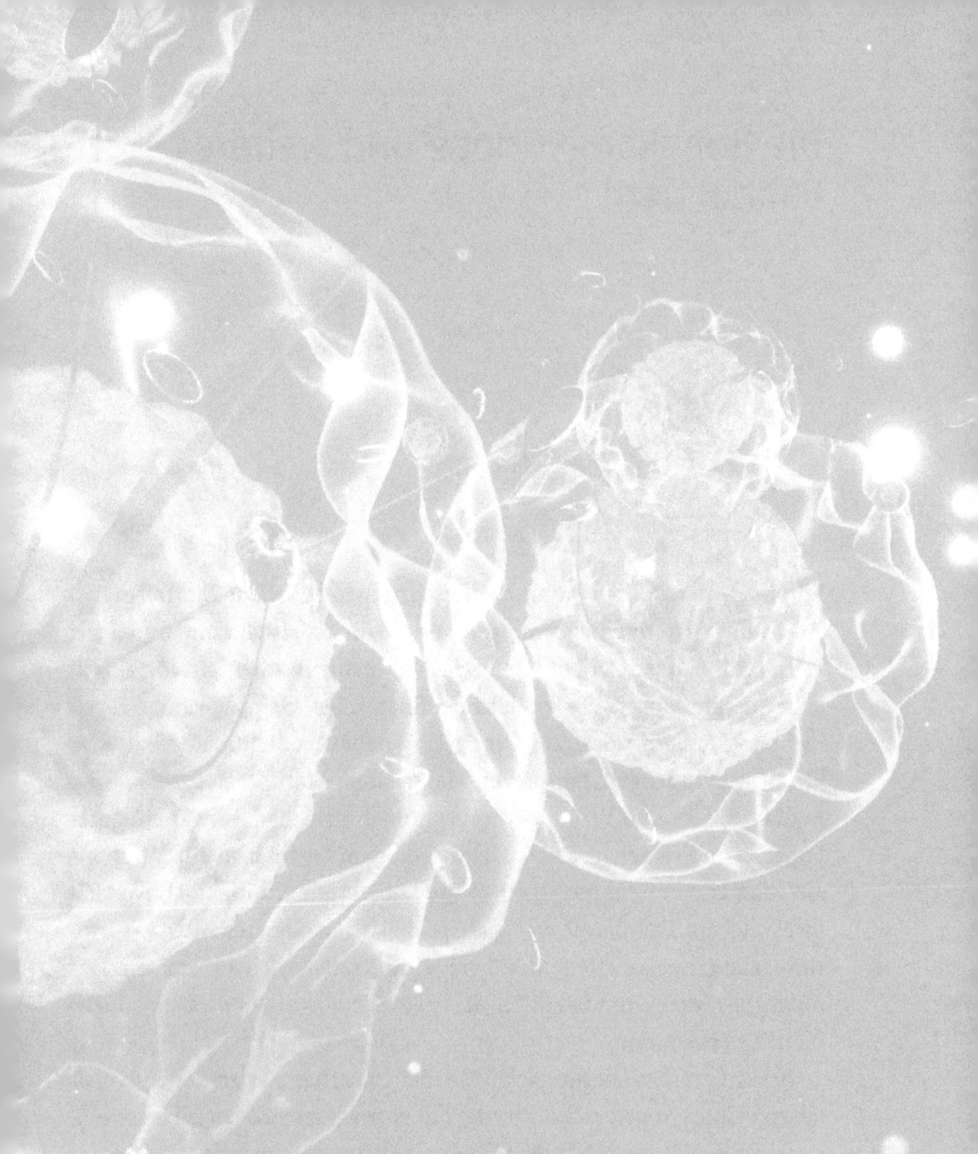

Kapitel 3

Die Hongkong-Grippe und weitere Pandemien

Für mich persönlich waren die Erfahrungen mit dem Marburgvirus sowie die späteren Begegnungen mit Maurice Hillemann und Fritz Deinhardt Schlüsselerlebnisse in Sachen medizinischer Virologie. Hillemann, Jahrgang 1919, dem Jahr der Spanischen Grippe, war ein regelrechter »Impfstoffflüsterer«. Ihm gelang nahezu jede Impfstoffentwicklung, die er in Angriff nahm, von Masern über Mumps, Hepatitis A und B, über Röteln und Windpocken bis hin zu Influenza. Er war ein guter Freund von Friedrich »Fritz« Deinhardt, dem Ordinarius für Virologie am Max von Pettenkofer-Institut der Ludwig-Maximilians-Universität in München. Deinhardt war ein Spezialist für das Hepatitis-A-Virus. Ihm gelang es als Erstem, den Erreger in Krallenaffen zu züchten. Damit legte er den Grundstein für die spätere Impfstoffentwicklung durch Maurice Hillemann.

Bevor Fritz Deinhardt nach München kam, hatte er an der Universität von Chicago geforscht. Einmal lud er mich zu sich nach Hause ein, nach Evanston, was etwa 90 Minuten Fahrt von seinem Institut in der Innenstadt entfernt lag. Ich war gerade aus München angekommen und traf in Chicago zum ersten Mal auf Maurice Hillemann, der dort ein Seminar abhielt. Danach fuhren wir gemeinsam nach Evanston, wo gerade ein schweres Gewitter getobt hatte. Der Keller des Hauses stand unter Wasser, und wir mussten ihn erst einmal trockenlegen. So kamen wir erst spät zum Abendessen, das seine Frau Jean vorbereitet hatte.

Dort passierte mir etwas Ungewöhnliches: Ich schlief während des Essens vor lauter Müdigkeit am Tisch ein und konnte mich nicht mehr erinnern, wie ich überhaupt in mein Bett kam. Fritz Deinhardt hat mir zum Glück diese Peinlichkeit nicht übel genommen. Im Gegenteil, 1987 publizierten wir sogar eine gemeinsame Arbeit über den Nachweis eines gentechnisch hergestellten Strukturproteins des Hepatitis-A-Virus in Bakterien.

Mit dem Hepatitis-A-Virus hatte ich auch eine persönliche Scharte auszuwetzen. Unsere Hochzeitsreise führte meine Frau und mich im Juni 1968 nach Lissabon. Schon wenige Tage nach der Ankunft begann ich mich unwohl zu fühlen, müde, schlaff, Brechreiz, wenig attraktiv für den Partner einer Hochzeitsreise. Nur wenige Tage nach der Rückkehr wurde eine Hepatitis diagnostiziert. Damals unterschied man nur zwei Arten von Hepatitis, eine mit kurzer und eine mit langer Inkubationszeit. Heute würde man von Hepatitis A und Hepatitis B sprechen, in meinem Fall also von einer Hepatitis A. Vermutlich hatte ich mich beim Verzehr einer damit verunreinigten Muschel oder Auster infiziert. Das Auskurieren dauerte eine Weile, sodass wir die geplante Reise nach Berkeley, wo ich eine Postdoktoranden-Stelle antreten wollte, bis November 1968 verschieben mussten. Deswegen war es für mich eine Genugtuung, dass ich fast 20 Jahre später mit der gentechnischen Isolierung des viralen Hüllproteins einen Beitrag, wenn auch nur einen kleinen, zur Entwicklung eines Hepatitis-A-Impfstoffes leisten konnte.

Hillemann traf ich nicht nur an diesem einen Abend in Evanston, sondern später noch viele Male im Hause Deinhardt in München. In einer Tischrede lobte Deinhardt Hillemanns Bemühungen um einen Impfstoff gegen die »Asiatische Grippe«, mit denen er sich seinen legendären Ruf erwarb. Impfstoffe gegen Influenzaviren gab es schon seit den 40er-Jahren; Hillemann wusste also, um was es ging, als er in der Ausgabe der *New York Times* vom 17. April 1957 von einem Influenza-Ausbruch in Hongkong las. Insbesondere fiel ihm auf, dass von Kindern mit fiebrigen, glasigen Augen die Rede war. Er ließ sich Patientenproben kommen und züchtete eine kleine Menge Virus, um damit den Antikörperstatus in der amerikanischen Bevölkerung zu testen. Zu diesem

Zweck verwendet man bis heute einen sogenannten ELISA-Test (abgeleitet von Enzyme-linked immunosorbent assay). Proteine aus dem Blut von Patienten werden zunächst an eine Plastikoberfläche fixiert und dann mit dem zu messenden Protein, in diesem Zusammenhang auch Antigen genannt, beispielsweise einer Influenzavirus-Präparation, versetzt. Das Ganze wird mit einem weiteren Antikörper gemischt, an den ein Enzym gekoppelt ist. Dieses Enzym bewirkt eine Farbreaktion, die man messen kann.

Dabei fand Hillemann, dass (fast) niemand Antikörper besaß und dass es sich also um ein völlig neuartiges Influenzavirus handeln musste. Für Hillemann war das ein klares Signal, einen Impfstoff zu entwickeln. Influenzaviren werden auf befruchteten Hühnereiern gezüchtet, übrigens auch heute noch, da man sonst nicht die nötigen Viruskonzentrationen erreicht. Er überredete die Bauern in seinem Heimatstaat Montana, dieses Mal am Ende der Brutsaison auf das Töten der Hähne zu verzichten, um die für die Impfstoffproduktion benötigte Menge an befruchteten Eiern zu erhalten. In Zusammenarbeit mit einer Reihe von Firmen konnten auf diese Weise rechtzeitig 40 Millionen Impfstoffdosen bereitgestellt werden, als die Pandemie im Herbst 1957 in die USA überschwappte. Tausende und Abertausende von Menschen konnten in den USA dank des Impfstoffs gerettet werden, das ist sein Verdienst. Diese großartige Leistung ist der Grund dafür, Hillemann in die Walhalla der Virologen aufzunehmen, zusammen mit seinen Vorgängern wie Robert Koch, Louis Pasteur und Paul Ehrlich. Die älteren Giganten der Virologie werden in dem Bestseller des amerikanischen Mikrobiologen Paul de Kruif, *Mikrobenjäger*, beschrieben. Das Buch stammt bereits aus dem Jahr 1926, aber es hat viele meiner Generation dazu inspiriert, in die Mikrobiologie einzusteigen.

In der Bundesrepublik Deutschland und auch in der DDR wurde die Asiatische Grippe kaum als besondere Bedrohung wahrgenommen. Zwar erkrankten viele Menschen, aber gerade war das Lohnfortzahlungsgesetz in Kraft getreten, und man dachte, dass sich deswegen so viele krankmeldeten. Außerdem gab es damals keine Meldepflicht für Grippe, außer in Bayern, sodass kaum belastbare Zahlen vorliegen.

Und weil die Wirtschaft brummte, hat der hohe Krankenstand durch die Grippe vermutlich allenfalls eine Delle im Aufschwung hinterlassen.

Ohnehin werden Influenza-Ausbrüche gerne mit klassischen Erkältungskrankheiten verwechselt, auch und erst recht in den 50er-Jahren, als die bakterielle »Grippe« oder der »grippale Infekt« immer noch eine gewisse Rolle spielten. Auch diese Art der »Grippe« wird durch Viren ausgelöst, durch Adenoviren, Rhinoviren, Echoviren und die klassischen, altbekannten Coronaviren des Menschen. Das echte Influenzavirus ist aber etwas ganz anderes. Auf der einen Seite kann eine Infektion mit diesem Virus genauso harmlos verlaufen wie der erwähnte grippale Infekt, auf der anderen Seite kann es aber auch zu gefährlichen Komplikationen kommen, die nach wenigen Stunden oder Tagen zum Tode führen. Meist tritt die virulente Grippe sogar pandemisch auf, also in weltweiten Epidemien, die katastrophale Ausmaße annehmen können.

Im letzten Jahrhundert hat die Influenzapandemie von 1918/19 etwa ein Fünftel der gesamten Weltbevölkerung befallen und um die 25 Millionen Menschenleben gekostet. Das sind dreimal mehr Opfer, als der ganze Erste Weltkrieg an allen Fronten zusammen gefordert hat. Und es sind wahrscheinlich auch mehr Menschen gestorben als in der wohl furchtbarsten aller Pestepidemien, nämlich der von 1346 bis 1351. Weder war der Erreger der Pest damals bekannt – König Philip VI. von Frankreich führte die Seuche auf eine seltene Konjunktion der Planeten Saturn, Jupiter und Mars am 20. März 1345, mittags 13 Uhr, zurück – noch im Jahre 1918 der Erreger der Spanischen Grippe. Das wurde erst ein gutes Jahrzehnt später klar. Der Vergleich zeigt, wie beschränkt unser mikrobiologisches Wissen noch bis vor Kurzem war und wie unsere Mitmenschen noch im 20. Jahrhundert mit den Schrecken der längst vergessen geglaubten Epidemien des Mittelalters zu leben hatten. Die Influenza von 1918 war von so großer Virulenz, dass Menschen, die am Abend noch zusammen Karten gespielt hatten, über Nacht an der Grippe erkrankten und am Morgen schon tot waren. Sie traf vor allem die 20- bis 40-Jährigen, obwohl gerade diese Altersgruppe sonst der

Grippe sehr viel besser widersteht als Kinder und ältere Menschen. In den USA tanzten Kinder, die stündlich den Verlust ihrer Eltern zu befürchten hatten, nach dem Reim:

I had a little bird,
its name was Enza.
I opened the window,
and in-flu-enza.

Also: Enza ist hereingeflogen und hat sein Unwesen getrieben.

Am heftigsten soll die Influenza übrigens in Indien gewütet haben. Dort lag die Sterblichkeit zwischen 40 und 60 Toten pro 1000 Einwohner, während es in den USA »nur« 5,2 auf 1000 Einwohner waren. Die Grippe von 1918 wird heute die »Spanische Grippe« genannt, vermutlich, weil sie dort recht früh im Jahre 1918 ausbrach und schon im Mai 1918 acht Millionen Tote gefordert hatte. Noch früher, im März 1918, wurde sie allerdings im Militärlager Camp Funston im amerikanischen Bundesstaat Kansas beobachtet, wo man sich damals auf die Truppentransporte nach Europa vorbereitete. Das wahre Problem hinter dieser ersten Erkrankungswelle in den USA wurde jedoch nicht erkannt und konnte vielleicht auch damals nicht wirklich ernst genommen werden, obwohl die Grippewelle von 1890, die seinerzeit besonders in Paris wütete, eigentlich noch in der Erinnerung vieler Menschen hätte gewesen sein müssen.

Merkwürdigerweise ist übrigens auch der Bekanntheitsgrad der Spanischen Grippe heutzutage relativ gering. Vielleicht liegt dies daran, dass ihr Ausbruch ausgerechnet mit dem Ende des Weltkriegs zusammenfiel und dass die allgemeine Unterernährung – die Brotration im Deutschen Reich war für das Jahr 1918 auf 150 Gramm pro Person und Tag gekürzt worden – sowie andere Nöte der Nachkriegszeit von den wahren Ursachen ablenkten.

Die Spanische Grippe ist heute gut 100 Jahre alt. Dass wir uns an sie dennoch erinnern, liegt vielleicht an ihrem runden Geburtstag und sicherlich auch daran, dass dieser Geburtstag mit einer weiteren Pandemie, der heutigen SARS-CoV-2-Pandemie, zusammenfällt. Insgesamt tendieren wir ganz allgemein wohl eher dahin, solch schlechten Nachrichten zu verdrängen und zu vergessen.

Auch die zwei großen Pandemien der vergangenen 60 Jahre, die Asiatische Grippe von 1957 und die Hongkong-Grippe von 1968/69, an denen jeweils über eine Million Menschen starben, sind in Deutschland weitgehend in Vergessenheit geraten. Mit der Hongkong-Grippe habe ich selbst persönliche Bekanntschaft gemacht. Damals war ich Postdoktorand an der Universität von Kalifornien in Berkeley, wohin ich, frisch verheiratet, im Herbst 1968 zusammen mit meiner Ehefrau gereist war. Wir waren jung, 24 und 27 Jahre alt. Nach den Weihnachtsfeiertagen machten wir einen Ausflug nach Los Angeles, Las Vegas, Death Valley und Lake Tahoe. Auf der Fahrt von Death Valley nach Lake Tahoe bemerkte ich plötzlich, dass meine Frau, die neben mir saß, sehr stark zu zittern begann und offensichtlich an schwerem Schüttelfrost litt. Da wir vom Ausbruch einer Influenzaepidemie in San Francisco gehört hatten, befürchtete ich gleich das Schlimmste und fuhr auf dem direkten Weg nach Oakland zurück. Im dortigen Kaiser-Krankenhaus, wo wir als Postdoktoranden versichert waren, wurde sie sofort dabehalten. Sie kam in ein Zweibettzimmer, wo sie drei Wochen lang mit einer schweren Lungenentzündung bleiben musste. Drei ihrer Zimmergenossinnen, die eine nach der anderen eingeliefert wurden, starben in diesem vergleichsweise kurzen Zeitraum. Manchmal denke ich, dass die immer wiederkehrenden Lungenprobleme, die letztlich zu ihrem Tod im Oktober 2017 führten, dort mit der Hongkong-Grippe ihren Anfang nahmen. Insgesamt sollen allein in der Gegend um San Francisco in der Zeit von Dezember 1968 bis März 1969 mehr als 16000 Menschen an der Influenza verstorben sein.

Seither hat es keine größeren Influenzaepidemien gegeben. Dabei kosten fast jeden Winter Grippewellen einige Hundert Menschen in Deutschland das Leben. Eine außergewöhnlich starke Grippewelle gab es jedoch im Winter 2018/19 mit fast 25000 zusätzlichen, mit der Grippe assoziierten Toten. Im Dezember 2020, also inmitten der Covid-19-Pandemie, sind in Deutschland 106607 Menschen gestorben, 29 Prozent mehr als im Durchschnitt in einem Dezember zwischen 2016 und 2019. Die Übersterblichkeit in Zeiten von Covid-19 ist also wesentlich höher als während der Grippewelle in der Saison 2018/19. Dennoch ist und bleibt das Auftreten von Influenzapandemien eine reale und nicht unwahrscheinliche Gefahr. Das sollte man auch in Zeiten von Covid-19 nicht vergessen. Und davon zeugen nicht zuletzt die Schlagzeilen, die das Influenzavirus immer wieder verursacht.

Eine dieser Schlagzeilen betraf einen dreijährigen Jungen, der am 21. Mai 1997 in einem Krankenhaus in Kowloon (Hongkong) an Grippe gestorben war. Wieso und warum, das war zunächst nicht klar. Es stellte sich heraus, dass einige Monate vorher in den Neuen Territorien von Hongkong eine Grippeepidemie bei Hühnern ausgebrochen war, die sich als außerordentlich virulent erwies und die Tiere zu nahezu 100 Prozent tötete. Einige Virologen erinnerten sich in diesem Zusammenhang an ein ähnliches Problem aus dem amerikanischen Bundesstaat Pennsylvania, wo im Jahre 1983 von heute auf morgen 20 Millionen Hühner getötet werden mussten, um die weitere Ausbreitung einer tödlichen Grippepandemie bei Hühnern zu verhindern. Man spricht in der Veterinärmedizin übrigens nicht von Grippe, sondern von »klassischer Geflügelpest«.

Ein Zusammenhang mit dem Tod des Jungen und dem Auftreten besonders virulenter Formen der Geflügelpest war allerdings zunächst nicht offensichtlich. Der Chef-Virologin am Hongkonger Gesundheitsamt war jedoch aufgefallen, dass eine Virusprobe des Jungen mit keinem der gängigen Testseren reagierte, die die Weltgesundheitsorganisation zur Verfügung gestellt hatte. Auf bloßen Verdacht hin schickte sie daher die Virusprobe auch an einige führende Viruslaboratorien der Welt, darunter an die niederländischen Gesundheitsinstitute und an das Center of Disease Control in Atlanta im US-Bundesstaat Georgia. Dabei stellte sich dann heraus, dass es sich bei dem Virus im Blut des Jungen um ein Vogelvirus handelte, und zwar um ein Virus ähnlich dem, das im März 1997 zu den Todesfällen bei Hühnern geführt hatte. Da bis dahin nicht bekannt war, dass Influenzaviren von Hühnern direkt auf den Menschen überspringen, glaubte man zunächst nicht wirklich daran, dass der Junge an der Geflügelpest oder Geflügelgrippe gestorben sein sollte, sondern dachte eher an eine Verunreinigung oder eine Verwechslung in den Testlaboratorien.

In dieser Vermutung wurde man auch noch bestärkt, als es in den nächsten Monaten zunächst ruhig blieb und kein weiterer Fall auftrat. Als aber im Verlauf des Dezembers 1997 weitere 18 Personen an der Geflügelgrippe erkrankten und sechs von ihnen starben, wurde man schnell aktiv. Stichproben auf den Märkten von Hongkong ergaben, dass zehn Prozent aller Tiere mit diesem Virus infiziert waren. Am 28. Dezember 1997 wurde dann entschieden, sofort und ohne Aufschub sämtliche Hühner in Hongkong, insgesamt 1,4 Millionen Tiere, zu töten. Davon war in unseren Zeitungen zu lesen, durchaus auch mit unterschwelliger Kritik von Tierschützern. Seither ist es in Sachen Geflügelgrippe ruhig geblieben. Viele Spezialisten sind der Meinung, dass wir alle noch einmal Glück gehabt haben, denn wenn die Spanische Grippe des Jahres 1918 im Lauf von nur vier Monaten die ganze Welt erfassen konnte, um wie viel schneller würde dies heute angesichts des dichten Flugverkehrs erfolgen!

So bleibt die Sorge um eine erneute Influenzapandemie doch immer präsent. Warum ist das Influenzavirus so gefährlich? Warum ist es so viel gefährlicher als fast alle anderen Erreger, mit denen wir uns infizieren? Dass es sich bei Influenza um ein Virus handelt, ist seit den 30er-Jahren bekannt, durch Untersuchungen bei Schweinen. In der Folge der Spanischen Grippe wurden in den USA nämlich grippeähnliche Symptome zum ersten Mal auch bei Schweinen beobachtet, und zwar jeweils im Herbst. Der amerikanische Virologe Richard E. Shope vom Rockefeller Institute in New York ging der Sache nach.

Shope konnte 1929 zeigen, dass auch ein bakterienfreier Gewebeextrakt aus infizierten Schweinen bei gesunden Tieren eine Schweineinfluenza hervorruft. Aufgrund dieser Beobachtungen konnten dann britische Wissenschaftler während einer eher lokalen Influenzaepidemie im Jahre 1933 ähnliche Extrakte aus infizierten Personen isolieren und bei Versuchstieren, die für das menschliche Virus empfänglich sind, eine grippeähnliche Erkrankung hervorrufen.

Inzwischen ist das Influenzavirus sehr genau charakterisiert. Es sieht aus wie eine Stachelbeere mit zwei Arten von Stacheln, die in der Virushülle stecken. Diese besteht aber nicht nur aus Eiweiß, sondern ist wie die Zellwand einer menschlichen Zelle aufgebaut, also aus einer dünnen Fettschicht, ähnlich einer Seifenblase, in der die Stacheln eingelassen sind. Im Inneren dieser Beere befindet sich das Genom, allerdings in einer ungewöhnlichen räumlichen Anordnung und Gestalt. Statt auf einem langen Einzelfaden, wie sonst üblich, sind die acht Gene des Influenzavirus auf acht getrennte Stücke oder Segmente verteilt. Jedem der Segmente entspricht also ein Gen. Diese sonderbare und seltene Eigenschaft bewirkt, dass sich das Influenzavirus sprunghaft verändern kann. Aber der Reihe nach.

Die zwei Arten von Stacheln in der Oberfläche des Virus sind das sogenannte Hämagglutinin und die Neuraminidase (abgekürzt NA oder nur N), beides Proteine. Vor allem Hämagglutinin (abgekürzt HA oder nur H) wechselwirkt mit dem Immunsystem seiner jeweiligen Wirte. Weil die Virushülle etwa zehnmal mehr davon enthält als von der Neuraminidase, ist es gewissermaßen das erste fremde Protein, das unser Körper kurz nach dem Eindringen des Virus wahrnimmt. Das zugehörige Gen, das Hämagglutinin-Gen, erweist sich als relativ unstabil. Während das virale Genom sich vermehrt, verändert es sich langsam, aber stetig, sodass dem menschlichen (oder tierischen) Körper über die Jahre hinweg ständig ein leicht verändertes Protein präsentiert wird. Dies ist aber auch ein Grund dafür, dass es keinen dauerhaften Impfschutz gegen das Influenzavirus gibt. Erinnern wir uns daran, dass das beim Poliovirus ganz anders ist. Hier gestattet die biologische Aktivität der verschiedenen viralen Eiweißbestandteile, die allesamt auf einem einzigen Proteinfaden kodiert sind, kaum eine Veränderung, sodass eine einmal erworbene Immunität lange anhält.

Zurück zum Influenzavirus und seiner Virushülle. Das Hämagglutinin hat nicht nur die Eigenschaft, sich ständig zu verändern, es spielt auch eine entscheidende Rolle beim Infektionsprozess. Bei einer Infektion verfolgt das virale Genom das Ziel, seine acht Stücke in das Innere einer Zelle hineinzuschleusen. Beim Influenzavirus, ähnlich wie bei

SARS-CoV-2, geschieht dies dadurch, dass Virushülle und Zellwand miteinander verschmelzen oder fusioniert werden. Dieser Fusionsprozess vollzieht sich jedoch nicht von selbst. Mithilfe eines Katalysators muss ihm nachgeholfen werden. Wie die Arbeitsgruppe um Rudolf Rott an der Universität Gießen in jahrelanger Pionierarbeit herausgefunden hat, ist dieser Katalysator ein Teil des Hämagglutinins selbst, der aber zunächst im Inneren des Proteins verborgen vorliegt. Das Hämagglutinin spaltet sich in zwei Stücke; ähnlich wie bei einem Klappmesser klappt die zunächst verborgene Messerschneide auf Knopfdruck heraus. Erst dann kann die Verschmelzung von Virus und Zelle eingeleitet werden und der Infektionsprozess beginnen. Dieser verläuft von da in seinen Grundzügen ähnlich wie schon im ersten Kapitel für das Poliovirus und seinen lytischen Infektionszyklus beschrieben.

Entscheidend für den Infektionsprozess ist also nicht nur, dass das Virus richtig andockt, sondern auch, dass das virale Hämagglutinin aktiviert wird. Die dafür nötige Spaltreaktion passiert durch einen zelleigenen Proteinbestandteil, ein Enzym, eine sogenannte Protease. Solche Proteasen (oder Proteinscheren) sind im Körper weit verbreitet, dazu gehört zum Beispiel das Trypsin im Magen oder das Labferment, das die Käsehersteller verwenden, um das Milcheiweiß so zu spalten, dass die Milch eindickt, ohne sauer zu werden. Proteasen sind sehr ungleich im Körper verteilt, und sie schneiden auch nicht jedes Protein an jeder beliebigen Stelle. So sind die Scheren, die das Hämagglutinin der Influenzaviren spalten, nur in wenigen Geweben vorhanden, in erster Linie in den Zellen unserer Atemwege. Bei einer Infektion kommt es genau dort zu Entzündungen. Denn selbst wenn andere Körperzellen den richtigen Rezeptor für das Virus haben sollten, für eine erfolgreiche Infektion reicht dies nicht. Dazu muss das Hämagglutinin aktiviert sein. Insgesamt gibt es 15 verschiedene Hämagglutinin-Gene in der Natur, davon sind drei bei menschlichen Viren bekannt (Hl, H2 und H3), während bei Vogelviren alle 15 vorkommen.

In manchen Influenzaviren, insbesondere in solchen, die bei Vögeln gefunden werden, ist die Spaltstelle des Hämagglutinins so verändert, dass sie nicht nur von den Scheren in Zellen der Atemwege erkannt wird, sondern von Scheren in anderen Zelltypen auch, beispielsweise im Herzen, in der Niere oder in der Leber. In diesen Fällen bleibt es nicht bei der lokalen Infektion im Bereich der Atemwege, sondern es kommt zu einer generalisierten oder systemischen Infektion des ganzen Körpers, meist mit tödlichen Folgen. Die veränderte Spaltstelle kann entstehen, wenn das Hämagglutinin-Gen bei der Vermehrung mutiert, aber auch durch einen sogenannten Genaustausch.

Ein Genaustausch wird beim Influenzavirus möglich, weil das Genom segmentiert ist. Wenn beispielsweise ein und dieselbe Zelle mit zwei verschiedenen Influenzaviren gleichzeitig infiziert wird, einer harmloseren Variante und einer Variante mit veränderter Spaltstelle, dann vermehren sich in dieser Zelle nicht nur acht, sondern 16 verschiedene Segmente. Bei der anschließenden Verpackung kann es dann zu einer Vermischung kommen, zum Beispiel von sieben Segmenten des einen Virus mit einem Segment vom anderen oder jeder anderen Kombination. Insgesamt gibt es 254 Möglichkeiten, wie sich acht Gene miteinander vermischen können. Ob sie alle jeweils möglich und biologisch erlaubt sind, hängt von der Wirtszelle ab und ist im Einzelnen nicht bekannt – und damit auch nicht vorhersehbar. Wir wissen aber, dass beim Influenzavirus solche Mischinfektionen vorkommen und dass es immer dann, wenn ein gefährliches Hämagglutinin-Gen eines Vogelvirus bei dem Austausch beteiligt ist, zu drastischen Änderungen der Virulenz kommen kann. Und zwar geschieht dies aus zwei Gründen: Weil der Organismus des Menschen dem neuen Virus schutzlos ausgeliefert ist – das Immunsystem hat es vorher noch nie gesehen – und weil das neue Virus eventuell nicht nur eine lokale, sondern eine systemische Infektion bewirkt. Das Geflügelgrippevirus vom Dezember 1997 war ein solcher Fall. Deswegen auch die große Angst davor.

Wo und wann geschehen solche potenziell gefährlichen Mischinfektionen? Insgesamt gesehen sind sie selten, aber wenn sie vielleicht auch nur alle 30 Jahre einmal auftreten, dann doch mit schrecklichen Konsequenzen. Alle pandemischen Influenzaviren seit 1957 enthielten ein Gemisch von Genen aus menschlichen und Vogelviren. Nun replizieren

Vogelviren sich nur schlecht im Menschen und umgekehrt, menschliche Viren vermehren sich nur mit einem Hundertstel der Effizienz in Hühnern oder Enten. Selbst im erwähnten Hongkong-Zwischenfall von Ende 1997 kam es nicht zur befürchteten Ausbreitung des Virus im Menschen, was nicht heißen muss, dass nicht doch zufällig ein menschliches und ein Vogelvirus sich gleich gut im einen oder anderen Organismus vermehren könnten, um dann auch ihre gefährlichen Gene auszutauschen.

Dennoch ist die Wahrscheinlichkeit hierfür gering. Vielmehr ist das Schwein ein viel geeigneterer Wirt, um beiden Viren gute Chancen zu bieten, sich zu vermengen. Alle Influenzaviren vermehren sich gut im Schwein. Offensichtlich können sich Vogelviren im Schwein durch Mutation ihrer Hämagglutinin-Gene an die dort vorhandenen Rezeptoren für menschliche Viren anpassen, um dann später auch Menschen infizieren zu können.

Aber nicht nur das Schwein kann als Mischkammer für Influenzaviren dienen. Im Herbst 1979 brach in der äußeren Mongolei eine schwere Influenzaepidemie unter Kamelen aus, an der Tausende von Tieren starben. Eine Untersuchung der Viren ergab, dass sie aus Gen-Gemischen zweier menschlicher Influenzaviren stammten, die damals als Impfstämme verwendet wurden. Keines der beiden menschlichen Viren ist für Kamele krankheitserregend. Dass aber bei Mischinfektionen eine neue Variante entstehen könnte, daran hatte niemand gedacht.

Die Moral von dieser und anderen Geschichten: Die Entstehung pandemischer Stämme von Influenzaviren ist ein komplexer Vorgang, der das »richtige« Gemisch viraler Gene von menschlichen und Vogelviren voraussetzt. Welche dies im Einzelnen sind und welche Zwischenwirte an diesem Sortiervorgang beteiligt sind, ist immer noch weitgehend unbekannt. Daher ist auch die Vorhersage von pandemischen Stämmen, auf der aufbauend man vorsorglich Impfstoffe entwickeln könnte, bislang nicht möglich. Einfach sind solche Voraussagen nie, auch bei anderen Viren nicht, beispielsweise den Coronaviren und der von SARS-CoV-2 ausgelösten Pandemie.

Der durch SARS-CoV-2 bedingte Lockdown begann für mich am Freitag, dem 13. März 2020, als klar wurde, dass ab dem folgenden Montag in Bayern alle Kitas und Schulen geschlossen sein würden. In der Familie meiner Tochter haben wir dann gemeinsam die Tage bis zum 20. Juni in unserem Ferienhaus unweit von Miesbach im bayerischen Oberland verbracht, mit mir als Hilfslehrer der beiden damals fünf- und achtjährigen Enkelinnen und deren Eltern im Homeoffice. Am gleichen Tag wurde das benachbarte österreichische Bundesland Tirol unter Quarantäne gesetzt, nachdem dort schon an die 500 Infizierte registriert worden waren – reichlich spät, wie man schon damals kritisierte. Bundeskanzlerin Angela Merkel hielt am 18. März ihre beeindruckende Fernsehansprache zum Thema Corona mit dem in Erinnerung gebliebenen Satz: »Es ist ernst, nehmen Sie es auch ernst.«

Spätestens seither, seit diesen Märztagen 2020, sind Coronaviren buchstäblich in aller Munde. An sich sind sie, was Viren angeht, kaum außergewöhnlich. Sie enthalten ein Genom, in diesem Fall aus RNA, das von einer Membranhülle umgeben ist, dazu ein sogenanntes Spike-Protein, das in dieser Hülle verankert ist, nach außen schaut und dem kugeligen Partikel, von der Seite betrachtet, das Aussehen einer Sonnencorona mit ihren nur bei einer Sonnenfinsternis sichtbaren Protuberanzen verleiht – daher Corona, vom lateinischen Kranz. Coronaviren sind schon seit Längerem bekannt. Vier von ihnen bewegen sich innerhalb der menschlichen Bevölkerung, ohne größere Probleme zu erzeugen; wenn es schlimm kommt, Symptome einer leichten Grippe.

Eine neue Eigenschaft, die wir vor knapp 20 Jahren erstmals erkennen mussten, ist der pandemische Charakter, also die weltweite Ausbreitung einiger ihrer Varianten. Für mich persönlich begann die Einsicht in diese spezielle und bis dahin unbekannte Qualität der Coronaviren am 27. März 2003 mit einem Telefonanruf des Präsidenten der chinesischen National Natural Science Foundation of China (NNSFC), Chen Jia'er. Die Deutsche Forschungsgemeinschaft (DFG), deren Präsident ich damals war, pflegte und pflegt sehr enge Beziehungen mit der NNSFC. Seit 1998 betreiben beide Organisationen sogar ein gemeinsames Institut zur Förderung der Grundlagenforschung, das Chinesisch-Deutsche Zentrum für Wissenschaftsförderung. An diesem Märztag bat mich der Präsident dringend und nachdrücklich um Hilfe in Sachen einer neuartigen Pandemie, der SARS-Pandemie. SARS steht für »Severe Acute Respiratory Syndrome«, eine ernste Erkrankung der Atemwege.

Wir wussten von dieser neuen Viruserkrankung, denn SARS beziehungsweise das zugehörige Virus SARS-CoV-1, war am 15. März 2003 nach Deutschland gekommen. Hans-Dieter Klenk, einer der bekanntesten deutschen Virologen jener Zeit, nahm, wie er mir schrieb, an jenem Samstag an einer Fakultätsklausur teil, als ihn ein Anruf vom Frankfurter Flughafen erreichte. Es sei ein Passagier eingetroffen, vermutlich an SARS erkrankt. SARS war Anfang des Jahres im Süden Chinas und in den angrenzenden Ländern ausgebrochen und hatte schnell weltweit für erhebliche Beunruhigung gesorgt. Bei dem Frankfurter Verdachtsfall handelte es sich um einen Arzt aus Singapur, der dort SARS-Patienten behandelt hatte und auf dem Rückflug von einer wissenschaftlichen Tagung in New York plötzlich so schwer erkrankte, dass er in die Frankfurter Universitätsklinik eingeliefert werden musste. Noch am Abend erhielten die virologischen Institute in Frankfurt und Marburg sowie das Bernhard-Nocht-Institut in Hamburg Material des Patienten, um dann sofort die Suche nach dem damals noch unbekannten SARS-Erreger aufzunehmen. Die war erfolgreich, und bereits eine Woche nach dem Frankfurter Ereignis war ein bis dahin unbekanntes Coronavirus als SARS-Erreger identifiziert.

Auf den Anruf aus China hin stellte ich eine Delegation von Virologen unter Leitung des erwähnten Kollegen, Hans-Dieter Klenk, zusammen, die Anfang Juni 2003 nach Peking zu einem gemeinsam von der DFG und der NNSFC getragenen Symposium reiste. Es fand unter der Leitung von Chen Zhu statt, des Vizepräsidenten der Chinesischen Akademie der Wissenschaften und späteren Gesundheitsministers der Volksrepublik China. Ein Mitglied unserer Delegation war der junge Christian Drosten, damals am Bernhard-Nocht-Institut tätig, der wenige Tage nach besagtem 15. März 2003 bereits einen PCR-Test auf das

Virus entwickelt hatte. Auch 17 Jahre später wurde Christian Drosten zum weltweiten Pionier der Einführung eines wirkungsvollen Tests auf SARS-CoV-2, den er sofort allen Interessenten kostenfrei zur Verfügung stellte. Schon Mitte Februar 2020 hatten er und seine Mitarbeiter die deutschen Universitätskliniken so weit, dass sie auf das Virus testen konnten. Damit waren wir in Deutschland einen Monat früher als im Rest der Welt. Er selbst schätzt, dass wir in Deutschland ohne die frühe Einführung seines Tests zwischen 50 000 und 100 000 Tote mehr hätten, was die traurigen Zahlen aus Spanien oder Italien, wo man mit dem Testen vier Wochen später begann, durchaus belegen.

SARS-CoV-1, das Virus, das die erste Pandemie im Jahre 2003 auslöste, tauchte erstmals im Jahre 2002 in der chinesischen Provinz Guangdong auf, gelegen zwischen Hongkong und Macau. Dort wurde es vermutlich auf den Menschen aus einem tierischen Reservoir übertragen, etwa Zibetkatzen und Marderhunde, die auf Märkten in Südchina weit verbreitet sind. MERS, das »Middle East Respiratory Syndrom«-Coronavirus, wurde erstmals 2012 bei zwei Patienten beobachtet, die sich in Saudi-Arabien beziehungsweise Katar angesteckt hatten. Auch hier vermutet man ein tierisches Reservoir, bestimmte Fledermäuse, von denen das Virus via Dromedare auf Menschen übertragen werden kann. Zu einer Epidemie oder gar Pandemie hat sich MERS nie entwickelt, vermutlich wegen des Dromedars als Zwischenwirt, das es praktisch nur auf der arabischen Halbinsel gibt.

SARS-CoV-2 wurde erstmals Ende 2019 aus Patienten mit schweren Lungenentzündungen isoliert, die den Huanan Seafood Markt mit lebenden Tieren in der zentralchinesischen Millionenstadt Wuhan besucht hatten. Tiere, auch Fische, Fledermäuse, Katzen und Hühner aller Art werden dort lebend angeboten und anschließend für den Kunden geschlachtet. Solche Märkte, sogenannte »wet markets«, waren nach dem SARS-Ausbruch 2003 verboten worden, wurden aber einige Zeit nach dem Verschwinden des Virus wieder geöffnet.

Immer wieder werden Gerüchte gestreut, SARS-CoV-2 sei das Ergebnis einer gezielten Konstruktion in einem Laboratorium in Wuhan. Diese Behauptung gehört meiner Ansicht nach in das Kapitel »Verschwörungstheorien«. Jedenfalls geben die Vergleiche der Sequenzen der bekannten menschlichen Isolate und auch der verschiedenen Virusisolate aus den entsprechenden Wildtieren, also Fledermäusen und Schuppentieren (Pangolinen), keinen Anlass zu glauben, dass SARS-CoV-2 aus einem Labor stammt.

Nach der Entdeckung eines neuartigen Virus stellt sich eine Reihe von Fragen, deren Beantwortung entscheidend dafür ist, den pandemischen Charakter zu verstehen und zu planen, wie man ihn bekämpft. Warum ist SARS-CoV-2 pandemisch, warum ist es so infektiös, wie genau verläuft die Übertragung auf und zwischen Menschen? Dank der Fortschritte der molekularen Biologie stehen heute Technologien und Werkzeuge zur Verfügung, mit denen man sehr schnell diese Fragen beantworten kann. Man konnte rasch um die Jahreswende 2019/20 die Sequenz des Genoms von SARS-CoV-2 bestimmen, um zu untersuchen, wie eng es gegebenenfalls mit SARS-CoV-1 verwandt ist, wie stabil das Genom ist, wenn es von Mensch zu Mensch übertragen wird, und ob es mehrere Erreger gibt. Wie kommt das Virus eigentlich in die Zelle, ist die Infektiosität altersabhängig, reagieren Kinder anders als Erwachsene, gibt es Risikogruppen, also Menschen mit allergischen Vorerkrankungen, mit Diabetes und eventuell anderen chronischen Erkrankungen? Auf diese Fragen mussten möglichst schnell Antworten gefunden werden, während gleichzeitig die Pandemie ihren Lauf nahm. Das Flugzeug SARS-Pandemie muss und musste gewissermaßen während des Fluges aufgetankt werden.

Bevor ein Virus sich vermehrt, muss es ein Protein auf der Zelloberfläche einer Wirtszelle erkennen und dort andocken. Viren benutzen verschiedenste Rezeptoren auf der Oberfläche der Zelle. Im Fall der SARS-Viren ist es das sogenannte ACE2-Protein. Normalerweise ist es daran beteiligt, den Blutdruck zu steuern. Warum beide pandemische SARS-Viren an dieser Stelle ansetzen, ist nicht bekannt. Jedenfalls benutzen SARS-CoV-1 und SARS-CoV-2 das ACE2-Protein, obwohl sie einen unterschiedlichen Tropismus aufweisen, also unterschiedliche Zelltypen infizieren. Das (alte) SARS-CoV-1 infiziert vor allem Zellen der tieferen Atemwege und der Lunge, das SARS-CoV-2 zusätzlich Gewebe im oberen Rachen und Nasenraum, recht weit entfernt von der Lunge.

Weil SARS-CoV-2 sich auch im Bereich der oberen Atemwege ausbreitet, hat das zur Folge, dass das Virus sich vermehrt und ausgeschieden wird, noch bevor ernste Symptome, die auf den Befall der Lunge und der tieferen Atemwege hindeuten, bemerkbar werden. Man wird also zum Virusproduzenten, bevor sich Krankheitssymptome einstellen. Deswegen ist es so gefährlich, und daher kommt auch sein pandemischer Charakter. Wodurch kann SARS-CoV-2 sich in so vielen Bereichen des Körpers vermehren? Wahrscheinlich, weil es neben dem Hauptrezeptor ACE2 einen weiteren Rezeptor benötigt, einen sogenannten Korezeptor, der das Bindungsverhalten des Virus verändern und verstärken kann. Ein Kandidat hierfür ist Neuropilin ein Protein, das sich auch und vor allem auf der Oberfläche von Zellen des Nasen-Rachen-Raums befindet. Allein kann Neuropilin nicht als Eintrittstor für SARS-Cov-2 dienen, aber wegen seiner Verfügbarkeit in den Schleimhäuten der oberen Atemwege erleichtert es dort den Eintritt von SARS-CoV-2. Neuropilin ist ein wichtiges Signalprotein für verschiedenste zelluläre Prozesse und findet sich auf der Oberfläche unterschiedlicher Zelltypen, beispielsweise auf Riechkolben und Riechnerven. Über diesen Weg könnte SARS-CoV-2 auch Gehirnfunktionen beeinflussen. Vielleicht erklärt sich auf diese Weise, warum Covid-19-Patienten immer wieder über den zeitweisen Verlust des Riech- und Geschmacksvermögens klagen.

Der Verlauf einer Pandemie lässt sich mit wenigstens drei Parametern beschreiben: der Verdopplungszeit, der Reproduktionszahl und schließlich des Dispersionsfaktors. Ihre Kenntnis erlaubt es, die Art und das notwendige Ausmaß von allfälligen Kontaktbeschränkungen abzuschätzen. Am Anfang einer Pandemie ist die Verdopplungszahl wichtig, also die Anzahl der Tage, bis doppelt so viele Menschen sich angesteckt haben. Anfang März 2020 lag sie in Deutschland bei 2,5 Tagen. In einer ersten Phase versuchte man mit Versammlungsverboten, diese Zahl auf zehn Tage zu dehnen. Bundeskanzlerin Merkel setzte dann in ihrer Ansprache vom 18. März das Ziel auf 14 Tage.

In einer späteren Phase, wenn die Zahl der Infizierten gering ist, kaum noch ansteigt und damit die Verdopplungszeit (fast) ins Unendliche steigt, erscheint sie wenig aussagekräftig. Wichtiger wird dann die sogenannte Reproduktionszahl R, die die Zahl der Menschen angibt, die ein Infizierter ansteckt. Diese Zahl liegt bei SARS-CoV-2 normalerweise bei 2 bis 3. Das bedeutet, dass ein Infizierter im Mittel zwei bis drei andere Menschen ansteckt. Nehmen wir an, sie liegt bei zwei. Dann werden, wenn die Infektion sich ungehemmt ausbreiten kann, es also noch keine Immunität in der Bevölkerung gibt, aus zwei zunächst vier, dann acht, dann 16, dann 32, 64, 128 und so weiter.

Am Anfang einer solchen Entwicklung sieht eine entsprechende Kurve, in der die Zahl der Infizierten gegen die Zeit aufgetragen wird, nicht allzu besorgniserregend aus. Schnell aber entstehen auf diese Weise dramatisch hohe Zahlen. In Zeiten einer Pandemie ist es also wichtig, diese Zahl so niedrig wie möglich zu halten, auf jeden Fall aber unter 1 – was bedeutet, dass die Zahl der Neuinfektionen in einem bestimmten Zeitraum geringer ist als die der Infizierten und damit die Ausbreitung des Virus verlangsamt wird. Das ist vor allem deshalb wichtig, damit ein Gesundheitssystem nicht überfordert wird.

Schaut man die R-Werte genauer an, so macht es einen großen Unterschied, ob R, sagen wir, 0,7 oder 0,9 beträgt. Denn davon hängt ab, wie rasch die Inzidenzwerte sinken, also die Zahl der Neuinfizierten pro Woche pro 100 000 Einwohner. Wenn man zum Beispiel will, dass sich der Inzidenzwert von 200 Neuinfektionen pro sieben Tage pro 100 000 Einwohner auf 20 reduziert, dann erreicht man dieses Ziel erst nach 110 Tagen, also fast vier Monaten, wenn R 0,9 beträgt. Bei einem R-Wert von 0,7 sind es nur noch 30 Tage, also ein Monat.

Nicht die absolute Zahl der Neuinfizierten zählt also, sondern deren Entwicklung über die Zeit. Das entsprechende Stichwort ist das »Abflachen der Kurve«. In Deutschland ist dieses Abflachen in der ersten Welle von SARS-CoV-2 gelungen. Die Gefahr ist nur, dass die Menschen sorglos und unvorsichtig werden und zu früh die notwendigen Einschränkungen – Abstand halten, Mundschutz, Verbot von Großveranstaltungen – aufgehoben werden. Bei Ebola liegt der Reproduktionsfaktor übrigens bei 1,5 bis 2,5, also ähnlich hoch wie bei SARS-CoV-2, während er bei Masern bei 12 bis 18 liegt. Wahrscheinlich sind Masern die ansteckendste Viruserkrankung überhaupt.

Die Reproduktionszahl geht davon aus, dass jeder Infizierte in einer gegebenen Situation gleich viele andere Personen infiziert. Das ist aber nicht der Fall. Manche Viren, darunter auch SARS-CoV-2, können für verschiedene Personen unterschiedlich ansteckend sein. Man spricht von »Superspreadern«, wenn Menschen, die infiziert sind, während einer Pandemie besonders viele Menschen anstecken. Ob es zu Superspreader-Events kommt, liegt an den Menschen selbst, die aus unbekannten Gründen besonders viele Viren ausscheiden, vielleicht nur für ein bis zwei Tage, aber auch an den Umständen. Superspreader-Ereignisse oder Infektionscluster waren der Après-Ski in Ischgl in Tirol oder die Karnevalsfeiern von Heinsberg, jedes Mal in geschlossenen, schlecht gelüfteten Räumen, in denen Abstandsregeln nicht eingehalten werden können. In beiden Fällen kam es zu exponentiellem Wachstum und dementsprechend einer schnellen und flächendeckenden Verbreitung über ganz Deutschland hinweg bis hin nach Skandinavien. Um dieses Superspreading mathematisch zu beschreiben, verwendet man den sogenannten Dispersionsfaktor. Je geringer der Dispersionsfaktor ist, desto wahrscheinlicher ist es, dass sich Infektionscluster bilden. Bei einem Dispersionsfaktor von 0,1 sind zehn Prozent der Infizierten für 80 Prozent der Infektionen verantwortlich. Das Wissen um die Größe des Dispersionsfaktors kann insofern von Vorteil sein, als dass sich solche Cluster durch Rückverfolgung vergleichsweise leicht identifizieren und die Betroffenen dann unter Quarantäne stellen lassen.

Eine andere Zahl, die im Zusammenhang mit dem »Abflachen der Kurve« wichtig wurde, ist die Zahl der durch Corona bewirkten Todesfälle auf jeweils 100 000 Einwohner. Die folgenden Zahlen beziehen sich auf den Höhepunkt der Krise während der ersten Welle. Belgien »genießt« hierbei in Europa einen traurigen ersten Platz (85), gefolgt von Spanien und Italien (67) sowie dem Vereinigten Königreich (64). Deutschland liegt bei 10,7 Todesfällen pro 100 000 Einwohnern. Noch eindrücklicher sind die Zahlen für einzelne Städte oder Regionen. Auf den Höhepunkten der Pandemie im März/April 2020 lag Madrid bei 131, die kleine Stadt Santo Domingo de la Calzada am Jakobsweg in der Region La Rioja bei 550 und Städte wie San Pellegrino Terme oder San Giovanni Bianco im Umkreis von Bergamo in Oberitalien bei über 1000 Todesfällen pro 100 000 Einwohner. Man wird die Bilder von in Kirchen gestapelten Särgen, die erst nach und nach mit Lkws abtransportiert werden konnten, nicht so schnell vergessen. Ursache für diese Extremausschläge müssen parallele Superspreader-Anlässe gewesen sein. In Ischgl waren, wie wir heute wissen, 42 Prozent der Einwohner infiziert, die meisten allerdings ohne Symptome.

Es ist wichtig, diese Parameter zu kennen, um nicht von bloßer Angst getrieben zu werden. Viele Menschen sind so verängstigt, dass sie sich trotz Herzattacken, Krebserkrankungen oder Schlaganfällen wegen der Ansteckungsgefahr nicht ins Krankenhaus trauen. Mit Zahlen und den dahinterliegenden Statistiken sind leider nur die allerwenigsten vertraut, aber sie sind damit durchaus in guter, wenn nicht allerbester Gesellschaft. Der Kölner Genetiker Jonathan Howard ist einmal der Frage nachgegangen, warum der große Charles Darwin nicht die Mendel'schen Gesetze entdeckt hat. In der Tat hat Darwin nach der Rückkehr von seinen Weltreisen unter anderem zahllose Züchtungen und Kreuzungen beispielsweise mit Löwenmäulchen durchgeführt, auf der Suche nach quantitativen, meist kleinen Veränderungen, die seine Evolutionstheorie unterstützen. Für die Vererbung von Merkmalen hat er sich weniger interessiert, zumindest kaum darauf geachtet, obwohl die bekannten und von Gregor Mendel beobachteten Zahlenverhältnisse eigentlich unübersehbar waren. In seinem Buch von 1868, *The Variation of Animals and Plants under Domestication*, hat er dies alles dokumentiert. Aber anders als Mendel hat er aus seinen Zahlen keine Gesetze abgeleitet. Warum? Vielleicht lag es daran, dass der Augustinerabt Gregor Mendel auch Mathematiker war und deshalb die statistischen Zusammenhänge hinter seinen Zahlen erkennen konnte. Er war als Mathematiker mit Schwankungen und Abweichungen in seinen Messreihen und Messwerten vertraut, während Darwin dies alles fremd war und von ihm gar nicht als Problem erkannt wurde. Seinen einzigartigen Leistungen hat das allerdings keinen Abbruch getan.

Natürlich ist es auch wichtig zu wissen, wie ein Virus verbreitet wird. Bei Masern passiert das vor allem über Aerosole, also sehr feine Teilchen, wie in einem Sprühnebel von Tabak- oder Weihrauch. Und genau das macht sie so ansteckend. Aerosole können in einem Raum stundenlang schweben. Man muss sich also nicht einmal im selben Raum wie ein Maserninfizierter befinden, um infiziert zu werden. Bei SARS-CoV-2 war man zunächst davon ausgegangen, dass das Virus sich allein über Tröpfchen verbreitet, weil das bei den meisten Erkältungskrankheiten der Fall ist, beispielsweise bei grippalen Infekten oder der pandemischen Influenza. Inzwischen ist klar, dass das Virus sich vor allem über Aerosole verbreitet. Das Index- oder Paradebeispiel sind die 61 Mitglieder eines Chors im Skagit Valley bei Seattle im US-Bundesstaat Washington. Nach einer zweistündigen Chorprobe am 10. März 2020 wurde bei 33 der Chorsänger SARS-CoV-2 nachgewiesen; zwei von ihnen starben.

Auch Schmierinfektionen standen am Anfang im Verdacht, SARS-CoV-2 zu übertragen. Beim bloßen Verdacht ist es nicht geblieben. Gründliches Händewaschen ist und bleibt daher ein wirksamer Schutz auch vor SARS-CoV-2-Infektionen. Es gehört daher zu den AHA-Regeln, also Abstand halten, Hygienemaßnahmen und Tragen von Alltagsmasken, die zusammengenommen unser Verhalten in Zeiten der SARS-CoV-2-Pandemie bestimmen sollten. Letztlich stützen sich diese Regeln auf die genauen Kenntnisse der Ausbreitungswege eines Virus, und natürlich insbesondere eines Pandemievirus.

Zu guter Letzt: Spielen Übertragungen auf Haus-, Nutz- oder Wildtiere beim Pandemiegeschehen eine Rolle? Bei der Entstehung krankheitserregender Virusstämme stehen sogenannte Zoonosen im Zentrum, also die Übertragung von Wildtieren auf den Menschen. Wir haben das diskutiert. Aber auch der umgekehrte Weg sollte im Auge behalten werden. Ein Beispiel: Gibraltar, die alte englische Kronkolonie, taucht selten in den Nachrichten auf. In Coronazeiten ist jedoch alles anders. Man war wohl in der Verwaltung der Kolonie auf die Nachricht gestoßen, dass auch Affen mit SARS-CoV-2 infiziert werden können. Nun leben auf Gibraltar nicht nur ungefähr 35 000 Einwohner, sondern auch etwa 300 Berberaffen, die einzigen Affen, die auf unserem Kontinent noch in Freiheit leben. Die Art ist hochgefährdet, und sie zu erhalten ist für die britische Kolonialverwaltung zum einen ein wichtiges Symbol, denn es geht die Legende, dass Gibraltar nur so lange in britischer Hand bleibt, wie dort Berberaffen leben. Zum anderen besteht immer die Gefahr einer Zoonose, also die Möglichkeit, dass sich ein Virus über einen Zwischenwirt verändern kann. Die genaue Herkunft von SARS-CoV-2 ist nicht geklärt, aber der Verdacht, dass das Virus von Fledermäusen über einen tierischen Zwischenwirt, wie sie auf einem Markt in Wuhan gehandelt werden, auf den Menschen übergesprungen ist, liegt sehr nahe. Im Sommer 2020 zählte Gibraltar trotz der Nähe zu Spanien, das als ein »Hotspot« für SARS-CoV-2 galt, nur knapp 200 Infizierte und keine Todesfälle. Das sollte so bleiben, weswegen das Streicheln oder Füttern der Berberaffen, eigentlich ein »Muss« für Touristen, im Sommer 2020 bei Strafe verboten war.

Aber nicht nur Berberaffen stellen ein Problem dar. Im August 2020 hat die Regierung der Niederlande mehr als 40 Nerzfarmen geschlossen, weil die Nerze mit SARS-CoV-2 infiziert waren. Vermutlich wurden sie durch Menschen infiziert. Ähnliche Ausbrüche gab es in Spanien und den USA, vor allem jedoch in Dänemark. Dort wurden mehrere Millionen Tiere getötet, um eine Mutation des Virus zu verhindern – eine Genveränderung, die möglicherweise den Erreger noch gefährlicher für den Menschen macht. Inzwischen wurde eine solche Mutation tatsächlich gefunden. Glücklicherweise scheint sie für den Menschen nicht schädlicher als das Ausgangsvirus SARS-CoV-2 zu sein. Auf jeden Fall gilt: Mit Zoonosen ist nicht zu spaßen.

Natürlich stellt sich bei viralen Erkrankungen auch immer die Frage nach den langfristigen Folgen. Hinterlässt eine solche Krankheit irgendwelche »Narben«, wie wir sie von den Pocken kennen? Narben wohl nicht, aber bei SARS-CoV-2 entwickelt sich diese Frage in einer anderen, ebenso besorgniserregenden Richtung. Kliniker sprechen inzwischen von einem »Multiorganvirus«, also einem Virus, das neben der Lunge viele andere Organe befällt: Herz, Gehirn, Leber, Bauchspeicheldrüse und viele andere mehr. Überall dort, wo der ACE2-Rezeptor vorhanden ist, und dies trifft nahezu überall zu, werden die entsprechenden Organe befallen. Die Genesung kann sich daher über Wochen hinziehen oder ganz ausbleiben, wenn etwa die Betazellen der Bauchspeicheldrüse befallen und zerstört werden. Dann entsteht eine Zuckerkrankheit, da der Körper nun kein Insulin mehr hat, um den Zuckerstoffwechsel zu steuern. Ärzte berichten auch von einer erhöhten Zahl von Schlaganfällen, weil sich die Blutgefäßinnenwände entzünden, was dann zu Blutgerinnseln führen kann. Jeder fünfte Intensivstationspatient wird mit totalem Nierenversagen diagnostiziert. Viele Betroffene berichten von Ausfällen des Geruchs- und Geschmacksinns, was darauf deutet, dass SARS-CoV-2 auch die Nerven beeinträchtigt. Je länger die Pandemie dauert, desto mehr Problemfälle werden bekannt und dokumentiert. Es wird immer dringender, Arzneimittel zu haben, mit denen man die schweren Verläufe behandeln kann. Mit dieser Pandemie ist jedenfalls nicht zu spaßen. Für den Einzelnen ist Covid-19 längst nicht immer vorbei, wenn er die erste Krankheitsperiode hinter sich hat.

So lange es keine Arzneimittel gibt oder zu wenige Menschen geimpft sind, bleibt nur ein geeignetes Quarantäne-Management, also Kontaktbeschränkungen. Anfangs ging es darum, die Verdopplungszahlen zu verringern; dann einigte man sich darauf, Quarantäne-Maßnahmen nur oberhalb 50 beziehungsweise 35 neuen Infizierten pro sieben Tage und 100 000 Einwohner anzuordnen. Nur bei weniger als einer Inzidenz von 50, besser noch von weniger als zehn können Gesundheitsämter die Infektionen noch nachverfolgen.

Wann und wie wird es zu Ende gehen mit der Coronapandemie? Pandemien, ganz allgemein, dauern so lange, bis der Erreger nicht mehr genügend Menschen findet, die er infizieren kann. Wann ist dieser Zustand, der auch als Herdenimmunität bezeichnet wird, erreicht? Herdenimmunität lässt sich erreichen, indem entweder genügend Menschen die Krankheit durchgemacht und daher entsprechende Immunität erworben haben oder indem man ausreichend Menschen geimpft hat; im Fall von SARS-CoV-2 liegt dieser Wert bei 60–70 Prozent. Das Masernvirus ist infektiöser, weswegen man 95 Prozent der Bevölkerung impfen muss, um sicher zu sein, dass keine Epidemie auftritt.

Manche Forscher haben vorgeschlagen, die Herdenimmunität zu erreichen, indem man die gefährdeten Personenkreise abschottet, also die Älteren unter uns, während für den jüngeren Teil, also den sehr viel größeren Teil, die Quarantäne-Maßnahmen komplett aufgehoben werden sollen. Diese Forderung wurde in der sogenannten »Great Barrington Declaration« vom Oktober 2020 von zwei amerikanischen und einem britischen Epidemiologen formuliert. Ich selbst halte eine solche Forderung, die auf eine unkontrollierte Durchseuchung eines großen Teils der Bevölkerung hinausläuft, für unethisch und unmoralisch. Und zwar nicht nur, weil ich zu den Älteren im Lande zähle, die »einzusperren« absolut unakzeptabel wäre, sondern weil eben auch die Jüngeren an Covid-19 schwer erkranken und sterben können. Eine unkontrollierte Durchseuchung wäre damit hochriskant und nicht zu verantworten. Die Nationale Akademie Leopoldina und viele andere wissenschaftliche Institutionen sind glücklicherweise derselben Meinung, die auch in dem sogenannten John Snow Memorandum, ebenfalls im Oktober 2020, veröffentlicht wurde.

Die sogenannte Herdenimmunität hat auch eine soziale Komponente. Ich lasse mich impfen, nicht nur um mich selbst, sondern auch um andere zu schützen. Wenn ich geimpft bin, kann ich in der Regel andere nicht mehr infizieren. Die individuelle und die soziale Komponente zusammen machen letztlich das Wesen der Herdenimmunität aus. Sie funktioniert dementsprechend nur, wenn die soziale Komponente auch gelebt wird. Handeln zu viele Beteiligte nur als Trittbrettfahrer, gibt es keine Herdenimmunität. Erfahrungsgemäß bleibt der Anteil der Trittbrettfahrer vergleichsweise gering, wenn die Krankheit hoch infektiös ist. In diesem Fall ist allerdings auch die Risikoreduktion nur gering, wie bei Masern. Die Frage ist, wie man bei SARS-CoV-2 die Risikobereitschaft zum Impfen erhöhen kann, beispielsweise beim Pflegepersonal in Altersheimen. In Israel geschieht das über einen »Grünen Pass«, der den Geimpften erlaubt, wieder in Kinos und Restaurants zu gehen.

Ob ein solcher Weg bei uns gangbar wäre, weiß ich nicht. Wahrscheinlich sind wir hierzu allzu sehr »Neidgesellschaft«. Der Deutsche Ethikrat hat jedenfalls Anfang Februar 2021 abgelehnt, dass Geimpfte privilegiert behandelt werden, vor allem mit dem Argument, dass nicht sicher sei, ob man trotz Impfung nicht doch das Virus weitergeben kann.

Wichtig für die Herdenimmunität ist natürlich auch, dass die Immunität stabil ist und lange anhält. Dies ist bei den Pocken und der Kinderlähmung der Fall. Wer diese Krankheiten überstanden hatte oder eine entsprechende Impfung erhielt, war für lange Zeit immun. Im Fall des SARS-CoV-2 sieht es allerdings so aus, dass es zu Zweitinfektionen kommen kann, dass also die Immunität nicht allzu lange anhält. Dennoch gibt es nur diese eine einzige Hoffnung, nämlich eine Schutzimpfung, auch für den Fall, dass diese zwar die Sterblichkeit senkt, aber keinen hundertprozentigen Schutz bietet. Vor allem Risikopatienten besitzen dann immerhin eine Art Grundimmunität, die sie vor lebensbedrohlichen Situationen schützt und größere Langfristschäden von ihnen abhält. Solange es die Schutzimpfung nicht gibt oder sie nicht schnell genug zur Verfügung steht, bleiben nur die guten alten Kontaktbeschränkungen, also Quarantäne, die Einschränkung von Großveranstaltungen, Ausgehverbote, Mund-Nasen-Masken, auch wenn die wirtschaftlichen Folgen dieser Beschränkungen groß sind. Pandemien haben immer wieder Gesellschaften verarmen lassen. Dies wird auch bei SARS-CoV-2 nicht viel anders sein. Aber wir haben es alle in der Hand, diese Art der wirtschaftlichen Spätfolgen in Grenzen zu halten.

Wie kann sich eine Gesellschaft, kann sich ein Land auf eine Pandemie vorbereiten? Die Antworten sind so komplex wie eine Pandemie und ihre Folgen. In einem autokratischen System, in dem ohne Rücksicht auf Bürgerinnen und Bürger gehandelt wird, funktioniert dies anders als in einem demokratisch-föderalen wie dem unseren.

In jedem Fall wichtig ist die Grundlagenforschung, nicht nur die biologisch-medizinische, sondern auch die mathematisch-naturwissenschaftliche, sowie Forschung in angewandten Sozialwissenschaften. Ich betone dies weniger, um mir selbst als Grundlagenforscher und als Förderer der Grundlagenforschung ein wenig auf die Schultern zu klopfen, sondern auch deshalb, weil sich in dieser Pandemiekrise die klassische Arzneimittelforschung zu verändern scheint. Innovationen gab und gibt es vor allem durch kleinere Start-up-Firmen wie BioNTech oder Curevac und einige andere, während aus der klassischen Pharmaindustrie diesbezüglich kaum Innovationen bekannt geworden sind. Dass diese nun die Start-ups in Fragen der Zulassung und der Produktion unterstützen, ist ein gutes Zeichen für eine sinnvolle Arbeitsteilung. Die Erfolge der Start-ups sind darüber hinaus nicht nur deren Forscherinnen und Forschern zu verdanken, sondern auch privaten Investoren, die den langen Atem und das Risiko nicht gescheut haben.

Allerdings ist die deutsche Start-up-Szene immer noch ungleich kleiner als die der angelsächsischen Länder. Wer diese Situation beklagt und verbessern will, muss sich auch den extrem kritischen Umgang mit Gentechnik in Deutschland vergegenwärtigen. Wenn der Bevölkerung jahrzehntelang erklärt wird, wie verwerflich der Umgang mit Gentechnik ist, darf man sich nicht wundern, dass am Ende weite Teile der Bevölkerung dies auch glauben. Die extremen Kritiker sind derzeit ein wenig stiller geworden, da die neuen Impfstoffe, ob es nun mRNA- oder Vektorimpfstoffe sind, allein auf Gentechnik beruhen. Ein Bio-Label »gentechnikfrei« könnten und dürften sie jedenfalls nicht tragen.

Wichtig ist ebenfalls das Thema der Rückverfolgung, also die Frage, wo, wann und wie genau sich jemand angesteckt hat. In vielen Ländern, auch in unseren Bundesländern, hat die staatliche Gesundheitsvorsorge es oft nicht geschafft, die Ansteckungswege zu verfolgen. Wegen dieser Schwierigkeiten hat man die Infektionszahl, unterhalb der Kontaktbeschränkungen wieder aufgehoben werden können, auf unter 100, 50 oder gar 10 heruntergesetzt. Nur dann, so hieß es, könne man die Versorgung der Bevölkerung mit Intensivbetten garantieren. Dazu hätte es drei Alternativen gegeben, nämlich, die staatliche Verwaltung elektronisch zu ertüchtigen, die verschiedenen staatlichen Institutionen besser zu vernetzen und schließlich eine entsprechende App zu entwickeln. Gerade das Versagen der App, die sich in Deutschland zu einem zahnlosen Tiger entwickelt hat, zeigt, dass wir den Datenschutz nahezu verherrlichen, was mir unverständlich ist. Während man zu Recht nicht zögert, mit vielerlei Kontaktbeschränkungen die Grundrechte der Bürgerinnen und Bürger befristet einzuschränken, wagt sich niemand an das Thema Datenschutz. Auch der ist nichts mehr und nichts weniger als ein Grundrecht, dessen Einschränkung in Notfällen und Katastrophensituationen wie denen einer Pandemie zur Diskussion stehen muss. Grundrechtseinschränkungen müssen immer wohlüberlegt und wohlbegründet, dürfen aber kein Tabu sein.

Die Europäische Union ist eine der großen Errungenschaften der zweiten Hälfte des 20. Jahrhunderts. Dies gilt übrigens auch für den Bereich der Grundlagenforschung. Man denke nur an das Europäische Laboratorium für Molekulare Biologie in Heidelberg (EMBO), an die European Southern Observatories (ESO) in Garching bei München oder an den Europäischen Forschungsrat (ERC), dessen erster Generalsekretär ich war. Wenn die Europäische Kommission selbst an diesen Strukturen und Organisationen beteiligt ist, tut sie alles, um sie zu Erfolgsgeschichten zu machen. Bei der Impfstoffbeschaffung jedoch hat sie auf der ganzen Linie versagt. Zugegeben, die logistische Aufgabe hinter der Beschaffung und Verteilung der Impfstoffe ist riesig. Aber genau zu diesem Zweck hat man die EU seinerzeit geschaffen. Jedermann hätte es sich an den Fingern seiner Hand abzählen können, dass dies kein Spaziergang sein kann. Dennoch hat man wenig mehr als eine Fortsetzung des »business as usual« beobachtet, ein Business, dessen korrekte Funktion die Bevölkerung Europas durchaus verdient hätte. Ob es in Zukunft gelingen wird, in Brüssel eine Art Jahrhundertreform zu organisieren, wird man sehen. Nötig wäre sie. Da Pandemien hier sind, um zu bleiben und wiederzukommen, lohnt es sich durchaus, die staatlichen Organisations- und Entscheidungsprozesse für den Krisenmodus zu optimieren, nicht nur in der EU.

Nicht zu vergessen ist schließlich das internationale Krisenmanagement. SARS-CoV-2 und andere pandemische Viren kennen keine Staatsgrenzen. Es reicht also nicht, die Bewohner der reichen Industrieländer virusfrei zu machen. Wenn gleichzeitig Covid-19 in den Entwicklungsländern grassiert, dann wird die Krankheit in die reicheren Länder zurückschwappen. Dies gilt insbesondere, weil es immer wieder infektiösere Mutanten geben wird, die bereits geimpfte Personen neu anstecken könnten. Bislang sind keine gegen Covid-19-Impfstoffe resistenten Viren bekannt, aber je langsamer geimpft wird, desto schneller werden sie sich bilden und ausbreiten. Zu diesem Zweck haben die Weltgesundheitsorganisation (WHO), die EU und Frankreich die Organisation COVAX (für Covid-19 Vaccines Global Access) gegründet. Sie soll den Zugang zu Covid-19-Diagnostika, -Behandlungen und insbesondere -Impfungen gerechter machen. Bis Ende 2021 sollen gemeinsam zwei Milliarden Impfstoffdosen gekauft und fair verteilt werden, wie es heißt. Bei der Münchener Sicherheitskonferenz im Februar 2021 kündigte Deutschland an, COVAX nicht nur, wie bisher vorgesehen, mit 675 Millionen Euro zu unterstützen, sondern mit weiteren 1,5 Milliarden Euro zu helfen. Die fünf Herausforderungen für eine globale Kontrolle von Covid-19 lauten: Die Impfstoffe müssen wirken und zugelassen sein, sie müssen in großem Maßstab produzierbar und bezahlbar sein und schließlich weltweit eingesetzt werden können. Darum bemüht sich COVAX, und dafür müssen wir uns alle einsetzen.

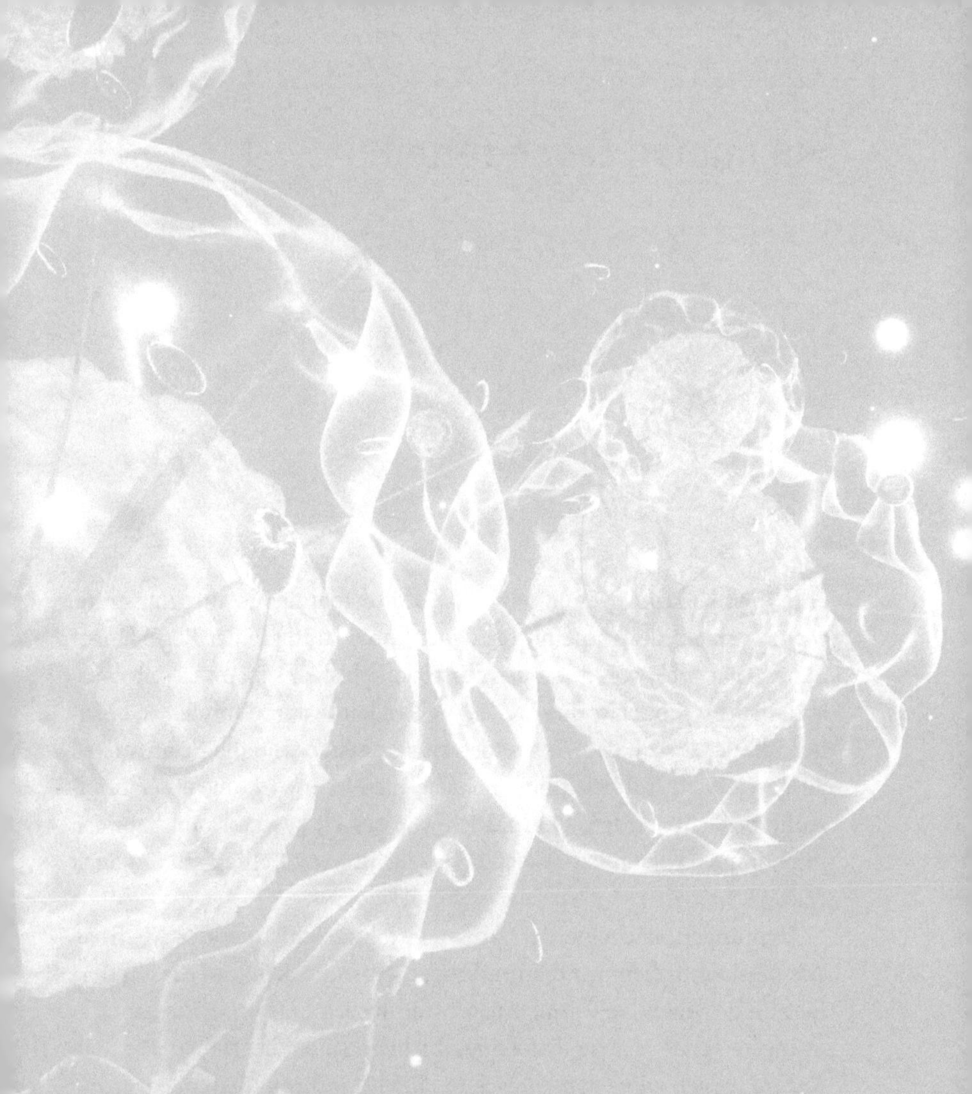

Kapitel 4

Mit Impfen Leben retten

Alle Welt setzt im Kampf gegen die Coronapandemie auf Impfstoffe, mehr noch als auf Arzneimittel, deren Entwicklung in der Regel länger dauert. Für viele von uns, auch für viele Politiker, scheint es selbstverständlich zu sein, dass dieses Ziel, die Pandemie durch Impfen zu beenden, erreicht wird, denn auch historisch gesehen sind die Erfahrungen ausgezeichnet. Natürlich müssen auch die Nebenwirkungen der Impfstoffe bedacht werden. Obwohl ich mir dessen bewusst bin, habe ich mich immer persönlich impfen lassen. Selbstverständlich gilt das auch für SARS-CoV-2.

Impfungen sind eine der großen Erfolgsgeschichten der Medizin. Als Beispiele sollen uns die Impfungen gegen Pocken und die Kinderlähmung dienen, weil ihre Ausrottung beziehungsweise ihr Zurückdrängen genau solche Erfolgsgeschichten sind. Sie stehen für den Kampf gegen die pandemischen Infektionskrankheiten, den die Menschheit über Jahrtausende hinweg nicht zu gewinnen schien. Natürlich gab es Ansatzpunkte, wie mit diesen schrecklichen Krankheitsausbrüchen umgegangen werden könnte, aber letztlich blieb es bis vor gut 200 Jahren bei der guten alten Quarantäne, also bei der Isolierung der erkrankten Personen für eine bestimmte Zeit, eben für die 40 Tage, von denen sich dieses Wort ableitet. So lange nämlich mussten seinerzeit die Schiffe vor Venedig warten, bis ihre Besatzung von Bord gehen durfte.

Die vergleichsweise kurze Geschichte eines Impfschutzes als Alternative zur Abschottung und Quarantäne ist in der Tat mit den Pocken verknüpft, einer Krankheit, die Menschheitsgeschichte geschrieben hat wie kaum eine andere, ausgenommen vielleicht die Pest. Wo haben die Pocken oder Blattern, wie sie auch genannt werden, Menschheitsgeschichte geschrieben? Ein paar Beispiele hierzu. August der Starke wäre niemals Kurfürst von Sachsen geworden, wäre nicht sein älterer Bruder den Pocken zum Opfer gefallen. Ludwig XV. starb 1774, 59-jährig, an den Pocken, desgleichen im Dezember 1777 der Kurfürst von Bayern, Maximilian III. Joseph, was immerhin das Ende des bayerischen Zweigs der Wittelsbacher bedeutete. Wolfgang Amadeus Mozart erkrankte im Spätherbst 1767 an den Pocken. Die Familie war zu dieser Zeit in Wien, weil sie sich Aufträge im Hinblick auf die bevorstehenden Festlichkeiten anlässlich der Vermählung der neunten Tochter Maria Theresias, der Erzherzogin Maria Josepha Gabriela, mit König Ferdinand von Neapel erhoffte. Die junge Braut starb jedoch am 15. Oktober 1767, 16-jährig, überraschend an den Pocken. Den Mozarts wurde daraufhin von Maria Theresias Leibarzt, Alexandre Louis Laugier geraten, die Stadt unverzüglich zu verlassen. Es war aber schon zu spät. Als man am 26. Oktober im »Schwarzen Adler« in Olmütz abstieg, waren bei Wolfgang die ersten Symptome der Pocken zu erkennen. Gerettet hat ihn wahrscheinlich das energische Eingreifen des Domdechanten von Olmütz, Leopold Anton Graf von Podstatsky, der erst einmal anständige Zimmer für die Mozarts zur Verfügung stellte und dann einen guten Arzt hinzuzog. Mozarts Schwester Maria Anna (Nannerl) erkrankte auch, aber weniger stark. Erst am 23. Dezember 1767 waren alle wieder so gesund, dass an eine Weiterreise gedacht werden konnte.

Insgesamt gesehen waren die Pocken mit ihren beiden Varianten Variola major und minor, die letzte die etwas harmlosere Variante, eine verheerende Krankheit. Im Mittel starben etwa 30 von 100 infizierten Personen. Die Überlebenden waren oft an ihren Narben zu erkennen, die häufig richtig entstellend wirkten.

Besonders grauenhaft wüteten die Pocken bei den Völkern der Neuen Welt, die vorher nie damit konfrontiert waren und dies nun im Gefolge der Ankunft der Spanier erleben mussten. Ich werde auf die Hintergründe dieser Katastrophe im Kapitel 6 noch zurückkommen. Es war geradezu dramatisch. Die indianische Bevölkerung Hispaniolas wurde zwischen 1492, der Ankunft des Columbus, und 1535 völlig ausgerottet, und zwar im Wesentlichen durch die Pocken. Dem Eroberer Pizarro waren die Pocken schon vorausgeeilt, als er 1531 zusammen mit nur 168 Mann bei den Inkas eintraf. Ein Großteil der Bevölkerung dieses Millionenvolkes war damals bereits von den Pocken dahingerafft worden, darunter auch der Kaiser Huayna Capac selbst und sein bereits bestimmter Wunschnachfolger, sein Lieblingssohn Ninan Cuyochi. Das durch den Tod von Huayna Capac erzeugte Machtvakuum führte zu Auseinandersetzungen zwischen den beiden anderen Söhnen Huayna Capacs, den Brüdern Atahualpa und Huascar, die Pizarro geschickt für sich auszunutzen wusste. Die Spanier selbst waren immun gegen die Pocken, weil sie sie schon als Kinder überstanden hatten, was aber die Inkas und die anderen Ureinwohner Mittel- und Südamerikas nicht wissen konnten. Sie schrieben daher den Spaniern übernatürliche Kräfte zu, die die ihrer Götter noch überstiegen.

Erste Versuche zur Erzeugung eines Impfschutzes gegen die Pocken sind seit Anfang des 18. Jahrhunderts beschrieben, und zwar durch sogenannte Variolation. Der Name stammt vom Namen der Krankheit beziehungsweise des Virus, Variola major. So wurden und werden die Pocken auch genannt. Dass es sich um ein Virus handelte, war allerdings damals nicht bekannt. Zum Zwecke der Variolation wurde aus Pusteln von Pockenpatienten ein Pulver hergestellt und dieses anschließend entweder inhaliert oder unter die Haut eingebracht. De facto bestand die Impfung also aus einer Infektion mit dem natürlichen Pockenvirus, wobei sich die Prozedur nur deshalb durchsetzte, weil die Sterblichkeit »lediglich« 2,5 Prozent betrug statt der 25–30 Prozent bei den »richtigen« Pocken. Warum es genau zu diesem Unterschied kam, ist nicht bekannt.

Die Technik der Variolation wurde in Europa erstmals in England angewandt, ohne aber wirklich weite Verbreitung zu finden. Zum einen machte man den Fehler, die geimpften Patienten nicht zu isolieren, sodass diese immer wieder zum Ausgangspunkt richtiger Epidemien, aber auch anderer Krankheiten wie der Syphilis oder der Tuberkulose wurden. Über die Ansteckungsgefahr der Pocken und die genauen Gründe für ihre Verbreitung war man sich in damaliger Zeit immer noch nicht wirklich im Klaren. Zum anderen ging es ums Geld. Die Sache war nicht ganz billig. Goethe, der selbst im Jahre 1755 an den Pocken erkrankte, schreibt dazu im ersten Teil von *Dichtung und Wahrheit*: »Die Einimpfung derselben [der Pocken] ward bei uns noch immer für sehr problematisch angesehen, und ob sie gleich populäre Schriftsteller so fasslich und eindringlich empfohlen, so zauderten doch die deutschen Ärzte mit einer Operation, welche der Natur vorzugreifen schien. Spekulierende Engländer kamen daher auf das feste Land und impften gegen ein ansehnliches Honorar die Kinder solcher Personen, die sie wohlhabend und frei von Vorurteilen fanden; die Mehrzahl jedoch war noch immer dem alten Unheil ausgesetzt. Die Krankheit wütete durch die Familien, tötete und entstellte viele Kinder, und wenige Eltern wagten es, nach einem Mittel zu greifen, dessen wahrscheinliche Hilfe doch schon durch den Erfolg mannigfaltig bestätigt war.«

Drei Geschwister Goethes übrigens starben an den Pocken; er selbst behielt zeitlebens einige Pockennarben im Gesicht. Seine lebhafte Tante Johanna Melber, die ihn sonst abgöttisch liebte, wird mit dem Satz zitiert: »Pfui Teufel, der Vetter, wie garstig ist er geworden!« Später, als verantwortlicher Minister, setzte er sich für die Zwangsimpfung gegen Pocken ein. Im Zusammenhang mit dem Auftreten einiger unerwarteter Komplikationen führte er am 19. Februar 1831 ein Gespräch mit seinem Leibarzt, dem Hofrat Dr. Vogel. Dieser meinte: »Man hielt die Schutzblattern für so sicher und so untrüglich, dass man ihre Einimpfung zum Gesetz machte; nun aber diesen Vorfall in Eisenach, wo die Geimpften von den Blattern dennoch befallen worden, macht die Unfehlbarkeit der Schutzblattern verdächtig und schwächt die Motive für das Ansehen des Gesetzes.« Goethe dazu: »Dennoch bin ich dafür, dass man von der strenge gebotenen Impfung nicht abgehe, in dem solch kleine Ausnahmen gegen die unübersehbaren Wohltaten des Gesetzes gar nicht in Betracht kommen.«

Damals ging es bereits nicht mehr um die Variolation mit dem natürlichen, hoch infektiösen Virus, sondern um eine Alternative, die zu Anfang des Jahrhunderts der englische Arzt Edward Jenner eingeführt hatte. Jenner, Landarzt in Berkeley in Gloucestershire, hatte beobachtet, dass Mägde, die die sogenannten Kuhpocken überstanden hatten, niemals an den richtigen Pocken erkrankten. Aufgefallen war ihm das letztlich dadurch, dass er beobachtete, dass die Mägde immer schöne, natürliche Gesichter hatten, im Gegensatz zur Mehrzahl der Bevölkerung, deren Gesichter so häufig durch Pockennarben verunstaltet waren. Bei den Kuhpocken handelt es sich um eine recht seltene Krankheit der Kühe, die beim Menschen zu ähnlichen Pusteln wie die richtigen Pocken führt, aber nicht sehr ansteckend ist. Auch gefährlich wird diese Krankheit für den Menschen nie. Jenner entschloss sich daher im Jahre 1796, einen gesunden achtjährigen Buben, James Phibb, mit dem Eiter aus einer Pustel von der Hand einer seiner Patientinnen, der Kuhmagd Sarah Nelmes, zu infizieren. Als er ihn einige Wochen später mit den richtigen Pocken infizierte, blieb James Phibb verschont. Nach weiteren Versuchen dieser Art legte er zwei Jahre danach der Royal Society, deren Mitglied er aufgrund früherer Arbeiten über die Biologie des Kuckucks war, eine Arbeit mit dem Titel »An inquiry into the causes and effects of the Variolae Vaccinae, a disease discovered in some of the western counties of England, particularly Gloucestershire and known by the name of cow pox« vor. Die Annahme der Arbeit wurde mit der Begründung verweigert, ihre Ergebnisse widersprächen aller Erfahrung auf diesem Gebiet. Jenner ließ sich aber nicht beirren, auch nicht von denen, die meinten, an den Injektionsstellen würden ihnen nun Hörner oder Euter wachsen.

Schon im Jahre 1799 konnte er auf ausgezeichnete Erfahrungen mit Tausenden von Vakzinationen zurückblicken. Dabei bekam er übrigens Hilfe von einem Kollegen, William Woodville, Superintendent des St.-Pancreas-Pockenspitals in London, dessen Name heute leider in Vergessenheit geraten ist. Im Januar 1799, nachdem Jenner der eigene Impfstoff ausgegangen war, wurde Woodville ein Ausbruch der Kuhpocken bekannt, den er entschlossen nutzte, um einen entsprechenden Extrakt herzustellen. Mit diesem Extrakt impfte er eine große Zahl von Londoner Mitbürgerinnen und Mitbürgern, mit großem Erfolg. Dies hat wiederum entscheidend zum Ansehen Jenners beigetragen. Der Name Vakzination für die Jenner'sche Schutzimpfung stammt übrigens vom lateinisch Vacca = Kuh und dem im Titel seiner Arbeit erwähnten Namen für das Kuhpockenvirus »Variola Vaccina«.

Die genaue Herkunft des Virus, mit dem in den vergangenen 50 Jahren geimpft wurde, des sogenannten Vacciniavirus, ist unbekannt. Mit den Kuhpocken jedenfalls ist es nicht verwandt. Man muss daher annehmen, dass irgendwann in den letzten 100 Jahren, lange bevor man Unterschiede zwischen den Genomen von Viren analysieren konnte, ein Wechsel von den Kuhpocken zu dem, was wir heute Vacciniavirus nennen, stattgefunden hat. Warum und wo dies geschehen ist, kann nicht mehr rekonstruiert werden. Inzwischen sind die Genome des Vaccinia- und des Pockenvirus (Variola) charakterisiert und miteinander verglichen worden. Beide enthalten 187 Gene, eine ungewöhnlich große Zahl, von denen 150 aufs Engste miteinander verwandt sind. Die anderen 37 sind spezifisch für das jeweilige Virus, wobei nicht klar ist, welche davon für die hohe Virulenz des Variolavirus verantwortlich sind und welche dafür, dass das Vacciniavirus sowohl Menschen als auch Kühe infiziert, das Variolavirus aber spezifisch für den Menschen ist.

Jenner hatte bei seinen Versuchen noch etwas anderes beobachtet. Die harmlosen Pusteln der Kuhpocken konnten auch von Mensch zu Mensch übertragen werden. Es war also nicht nötig, auf infizierte Tiere zu warten, die viel zu selten waren, um das Verfahren praktikabel zu machen. Als »Stammimpflinge«, wie es hieß, wurden meist Waisenkinder eingesetzt und bei diesen die Kuhpocken dann von Arm zu Arm übertragen. Im Jahre 1803 wollte die spanische Regierung die Vakzination in allen ihren Kolonien einführen. Sie sandte daher ein Schiff mit 22 Waisenkindern an Bord um die Welt und ließ sie eines nach dem anderen impfen. In Mexiko angekommen, nahm man 26 neue Waisenkinder an Bord, um dann zu den Philippinen weiterzusegeln. Die Sache war so erfolgreich, dass selbst Alexander von Humboldt in seinem »Versuch über den politischen Zustand des Königreichs Neuspanien« über die Ankunft der Expedition berichtete.

An Jenner selbst erinnert heute ein von Calder Marshall, einem prominenten Bildhauer der viktorianischen Zeit, entworfenes Denkmal in den Kensington Gardens. Auch dieses Denkmal hat eine Geschichte. Es wurde 1858 zunächst am Trafalgar Square errichtet und dort in einer feierlichen Zeremonie durch den Prinzgemahl Albert eingeweiht. Schon vier Jahre später aber fiel Jenner gewissermaßen in Ungnade, als es plötzlich hieß, an einem so prominenten Platz wie dem Trafalgar Square könne man nur erfolgreiche Feldherren ehren. Und so wurde er 1862 in die Kensington Gardens »abgeschoben«. Aus heutiger Sicht auch nicht so schlecht. Der *Punch* schrieb dazu in bekannter Ironie:

England's ingratitude still blots
The escutcheon of the brave and free;
I saved you many million spots,
And now you grudge one spot for me.

Nachdem in Deutschland nach dem Deutsch-Französischen Krieg von 1870/71 noch einmal eine schwere Pockenepidemie ausgebrochen war, weil die Bevölkerung nicht wirklich systematisch durchgeimpft war, brachte Bismarck 1874 das Reichsimpfgesetz ein. Es sah zwei Pflichtimpfungen für jeden vor, eine kurz nach der Geburt und eine Wiederholungsimpfung nach zwölf Jahren. Der Impfstoff dieser frühen Zeit bestand aus Material, das entweder von Pusteln infizierter Kühe stammte oder das immer wieder von Mensch zu Mensch übertragen wurde. Da dieses Material zunächst nicht wirklich standardisiert war, ging man Ende des 19. Jahrhunderts zur kommerziellen Produktion auf Kälbern und Schafen über. Als Nutztiere waren sie in Sachen Reinheit des Impfstoffs sehr viel besser zu kontrollieren als Menschen.

Merkwürdigerweise wissen wir nicht sicher, ob der Impfstamm, wie er im 20. Jahrhundert verwendet wurde, ursprünglich von Kuhpocken oder von den echten Pocken, dem Variolavirus, stammte. Erst seit der Einführung der Gentechnik im Jahre 1972 ist man wirklich in der Lage, eine solche Frage zu beantworten. Zu dieser Zeit aber stand das Pockenvirus bereits kurz vor der Ausrottung. Selbst die Herkunft der Jenner'schen Kuhpocken ist ungewiss. Möglicherweise handelte es sich um ein menschliches Pockenvirus, das in diesem ungewohnten Wirt seine Virulenz verloren hat. Dies wird in der Praxis öfter beobachtet. In einem fremden Wirt, in dem ein Virus in der Regel zunächst nur schlecht wächst, werden nach einiger Zeit Varianten ausgelesen, die besser wachsen. Dies geht in der Regel mit einer Verschlechterung der Wachstumseigenschaft im natürlichen Wirt und einer Verringerung der dort zu beobachtenden Virulenz einher. Jedenfalls ist dies eine klassische Methode, abgeschwächte Varianten eines Virus zu produzieren. Bei der Schluckimpfung gegen Kinderlähmung ist man auf ebendiese Weise vorgegangen.

Ebenso merkwürdig wie die unklare Herkunft des Impfstammes war der Herstellungsprozess des Impfstoffs. Er wurde nämlich jahrzehntelang nicht verändert, auch nicht zu den Zeiten, als man ihn wirklich hätte charakterisieren und reinigen können. Noch in den 1970er-Jahren erlaubte die Weltgesundheitsorganisation, dass die Impfflüssigkeit verunreinigt ist, und zwar mit bis zu 500 Bakterien pro Milliliter, was zu erlauben heute niemandem auch nur im Traume einfiele. Man verhielt sich wohl deshalb so konservativ, weil man Angst hatte, Änderungen im Herstellungsprozess könnten die Nebenwirkungen verschärfen. Trotz aller Erfolge der Impfkampagnen ging es nämlich bei der Pockenimpfung nicht ganz ohne Nebenwirkungen ab. Alle Fälle zusammengenommen führten sie zu etwa einer schweren Komplikation auf 100 000 geimpfte Personen und zu einem Todesfall auf etwa eine Million geimpfte Personen. Das Hauptrisiko war eine auf die Impfung folgende Gehirnentzündung, die mit einer hohen Sterblichkeit von 30 Prozent einherging, was über die Jahre hinweg immer wieder zu Aufrufen Anlass gab, den gesetzlich verordneten Impfzwang aufzuheben.

Im Jahre 1966, als noch immer etwa zehn Millionen Menschen pro Jahr an den Pocken erkrankten und vielleicht zwei Millionen daran starben, begann die Weltgesundheitsorganisation eine weltweite Kampagne zur Ausrottung der Krankheit. Die Chancen dafür standen aus drei Gründen recht gut. Einmal besitzen die Pockenviren, anders als etwa das Tollwut- oder das Influenzavirus, keinen tierischen Wirt. Die menschlichen Pocken gibt es nur beim Menschen. Zum anderen können sie nicht durch Insekten übertragen werden. Da Insekten letztlich nicht auszurotten sind, können Viruserkrankungen, die durch Insekten übertragen werden, etwa das Gelbfieber oder das Denguefieber, niemals ausgerottet werden. Und schließlich führen die Pocken auch nicht zu persistierenden Infektionen, die dem Virus erlaubten, längere Zeit im Organismus zu überdauern, um irgendwann plötzlich wieder aktiv zu werden. Wir kennen dieses Phänomen bereits von den Herpesviren, wo beispielsweise die durch das Herpes-simplex-Virus verursachten Fieberbläschen auf den Lippen immer wieder auftauchen, und zwar im unpassendsten Moment. Wer sie einmal hat, wird sie niemals wieder los. Anders aber bei den Pocken, die immer nur den einen, den lytischen Infektionszyklus durchlaufen. Wie bereits im Kapitel 1 erwähnt, gibt es drei Arten der Wechselwirkungen zwischen Viren und ihren Wirtszellen. Unter dem lytischen Infektionszyklus verstehen wir eine virale Infektion, die zur Vermehrung des Virus in den Wirtszellen und anschließend zur Freisetzung neuer Viruspartikel führt. Bei den Herpesviren führt die Infektion zusätzlich noch zur Persistenz, also zum oft jahrelangen »Überwintern« des Virus in bestimmten Nervenbahnen. Beim Pockenvirus, bei SARS-CoV-2 oder auch beim Poliovirus ist dies nicht der Fall.

Trotz dieser günstigen Voraussetzungen dauerte der ganze Prozess der Ausrottung der Pocken etwa elf Jahre. Er ist für immer mit dem Namen des Amerikaners Donald Ainslie Henderson verbunden, der zum medizinischen Direktor des Programms wurde. Erfolg hatten er und seine zahlreichen ehrenamtlichen Mitarbeiter letztlich deshalb, weil sie den Impfstoff weltweit standardisierten, sodass er überall gleich wirksam war, und weil sie ihren Erfolg nicht an der Menge des verbrauchten Impfstoffes maßen, sondern an der Zahl der noch beobachteten Pockenerkrankungen. Die Fortschritte waren anfangs nur bescheiden, obwohl man sich auch und gerade der entlegensten Regionen dieser Welt annahm. Erst 1969, drei Jahre nach Beginn der Kampagne, begann die Zahl der weltweit beobachteten Pockenfälle merklich zu sinken. Im Jahre 1971 konnte Brasilien als pockenfrei gemeldet werden, 1975 der gesamte asiatische Kontinent. Der letzte Pockenpatient wurde 1977 in Somalia gesehen. Als 1978 in Birmingham in England noch einmal zwei Pockenfälle als Folge von Unfällen beziehungsweise Schlamperei in einem Forschungslaboratorium beobachtet wurden, schlug auch den Forschungsarbeiten mit dem Variolavirus die letzte Stunde. Alle Arbeiten über die Pocken wurden eingestellt.

Im Mai 1980 konnte die Weltgesundheitsorganisation mit berechtigtem Stolz die weltweite Ausrottung der Pocken verkünden. In den 80er-Jahren wurde dann nur noch beim Militär, vor allem in der amerikanischen Armee, gegen Pocken geimpft. Als ein an Aids erkrankter Rekrut an einer Vaccinia-Impfung verstarb, weil das Virus sein Immunsystem geschwächt hatte und damit selbst das sonst so harmlose Impfvirus für ihn unbeherrschbar machte, wurde auch diese Praxis beendet.

Nur an zwei Orten, im Center of Disease Control in Atlanta im amerikanischen Bundesstaat Georgia, einem weltweit führenden Forschungsinstitut und Referenzzentrum für Infektionskrankheiten, sowie im Russian State Research Center of Virology and Biotechnology in Kotsovo, werden heute noch Proben aufbewahrt, unter Verschluss, unter großen Sicherheitsvorkehrungen und nur zu Referenzzwecken, für den Fall, dass doch wieder einmal eine pockenähnliche Erkrankung auftauchte und es nötig wäre, den Erreger mit dem der Variola zu vergleichen, um dann entsprechend handeln zu können. Im Mai 1999 haben die Mitgliedsstaaten der Weltgesundheitsorganisation entschieden, diese jetzt noch verbleibenden Proben Ende Juni 1999 nicht zu zerstören, wie es eigentlich vorgesehen war. Die USA hatten sich, entgegen ihrer Zusage aus dem Jahre 1996, im April 1999 gegen eine Vernichtung der Proben ausgesprochen.

Ob die Pocken heute wirklich ausgerottet sind? Wahrscheinlich schon. Da sie auf eine nicht mehr immune Bevölkerung träfen, sollten wir uns eine gewisse Wachsamkeit durchaus bewahren. Ein Kandidat für ein Virus, das möglicherweise zur Virulenz der Variola zurückmutieren könnte, sind die Affenpocken. Sie wurden erstmals 1970 in Zaire beobachtet. Die Symptome ähneln denen der Variola, können aber davon unterschieden werden. Dies ist wichtig, denn wenn es sich hier um

Variola gehandelt hätte, dann wäre die Annahme, die Variola würden nur beim Menschen vorkommen, hinfällig gewesen, und die Pocken hätten niemals ausgerottet werden können.

Die Affenpocken verlaufen dort harmlos, wo gegen die Pocken geimpft wurde. Nun, wo niemand mehr geimpft wird, könnten sie potenziell zu einem Problem werden. Bisher blieben die Affenpocken aber auf die äquatorialen Bereiche des ehemaligen Zaire beschränkt. Dort gab es zwischen 1996 und 1997 knapp 350 Fälle, darunter sechs Todesfälle (1,5 Prozent). Wegen der hohen Durchseuchung der dortigen Bevölkerung mit HIV, die sieben Prozent erreicht, ist allerdings an eine Wiederaufnahme der klassischen Pockenimpfung nicht zu denken. Sie würde die Sterberate von normalerweise 1,5 Prozent auf ebendiese sieben Prozent erhöhen, weil, wie erwähnt, die HIV-Infektion das Immunsystem der Patienten derart schwächt, dass sie den an sich harmlosen Vacciniaviren erliegen. So wird diesem Problem der Affenpocken vorerst nur durch sorgfältige Beobachtung vor Ort zu begegnen sein.

Die Pocken sind die bislang einzige Erfolgsgeschichte dieser Art geblieben. Es gibt aber noch andere Kandidaten, die die Voraussetzung dafür erfüllen, dereinst ausgerottet zu werden, darunter die Kinderlähmung. Biologische und historische Hintergründe sind hier allerdings völlig anders als im Fall der Pocken.

Noch in meiner Kindheit war die Kinderlähmung für uns Teenager ein großes Problem, weil wir ausgerechnet im Sommer wegen der Ansteckungsgefahr nicht ins öffentliche Schwimmbad durften. In den späten 40er- und frühen 50er-Jahren gab es nämlich richtiggehende Epidemien mit einem Höhepunkt im Sommer, dem sogenannten »Sommergipfel«, wobei das Auftreten der Kinderlähmung als Epidemie gegen Ende des 19. Jahrhunderts eine Art Paradox darstellt.

Ausbrüche von spinaler Kinderlähmung sind schon im alten Ägypten verbürgt. Anders als die Pocken trat diese Viruserkrankung erst im 20. Jahrhundert endemisch, also örtlich gehäuft auf, und zwar paradoxerweise infolge der verbesserten hygienischen Verhältnisse. Durch die Trennung von Trink- und Abwasser, die die Einführung der Kanalisation in unseren Städten bewirkte, wurden Kinder als Säuglinge sehr viel seltener mit Polio infiziert als in höherem Alter. Sie erwarben dadurch keine natürliche Immunität und infizierten sich erst als Jugendliche beim gemeinschaftlichen Spielen, in der Schule oder beim Badengehen. Dabei ist wichtig, dass die paralytische Form der Krankheit, die mit Lähmungserscheinungen einhergehende spinale Kinderlähmung, zwar insgesamt eher selten ist, aber umso häufiger auftritt, je älter man ist. So kam es in den 50er-Jahren in Westeuropa und den USA zu richtigen Epidemien. Im Jahre 1952 erkrankten in Deutschland an die 10 000 Personen, in den USA an die 50 000.

Die Folgen der Kinderlähmung waren für die Betroffenen verheerend: jahrelange Existenz in Eisernen Lungen und später auf Krücken oder im Rollstuhl. Therapien gab es nicht. Schwerkranke Patienten mussten wegen der Lähmung der Muskeln in ihrem Zwerchfell beatmet werden. Zu diesem Zweck steckten sie in Röhren, aus denen nur der Kopf herausragte. Durch einen ständigen Wechsel von Unter- und Überdruck in den Röhren wurden ihre Muskelfunktionen ersetzt. Meist war das nur in der Akutphase der Krankheit notwendig, aber es gab immer wieder Patienten, die jahrelang in und mit solchen Apparaten leben mussten. An die Fotos von Intensivstationen mit Hunderten von Patienten in Eisernen Lungen kann ich mich gut erinnern, zumal von heutigen Intensivstationen mit Covid-19-Patienten ähnliche Bilder bekannt sind, auch wenn die Apparate moderner erscheinen.

Zu den prominentesten Patienten zählte der amerikanische Präsident Franklin D. Roosevelt, der 1921 im Alter von 39 Jahren an Polio erkrankte und nie wieder wirklich zum Laufen kam. Fotografiert wurde er immer nur im Sitzen, um von dieser Behinderung abzulenken. Der Ruf nach einer schnellen Lösung des Polio-Problems wurde damals immer lauter, wobei man der Verbesserung der Eisernen Lungen zunächst die größten Aussichten beimaß. Die Chancen auf einen Impfstoff wurden lange als futuristisch abgetan, weil es zunächst keine harmlose Variante des Poliovirus gab und weil das Virus nicht vermehrt werden konnte. Bei den Pocken war das anders gewesen. Erst die Kuhpocken, dann das Vacciniavirus waren die natürlichen Varianten, die, obgleich harmlos, vollen Impfschutz gewährten, und sie konnten zunächst im Menschen selbst, später in Versuchstieren, nämlich Kuh und Schaf, vermehrt werden.

Die Erfolgsgeschichte des Polio-Impfstoffs nahm daher einen ganz anderen Verlauf als die des Pocken-Impfstoffs. Zunächst versuchte man es mit einer passiven Immunisierung. Mit diesem Begriff sind wir mitten in der Immunologie, einem Wissenschaftszweig, der die Aktivitäten von ca. 1000 Milliarden Zellen in unserem Körper beschreibt, die uns vor Angriffen durch Bakterien und Viren schützen sollen. Die vielen Zellen des Immunsystems, summarisch oft als weiße Blutkörperchen bezeichnet, liegen allerdings nicht als wohlstrukturiertes Organ vor, wie wir es von der Niere, der Leber oder dem Herzen kennen, sondern als einzelne Zellen, die sich im Blutkreislauf, in der Milz und in der Lymphflüssigkeit bewegen. Dennoch ist das Immunsystem letztlich nichts anderes als ein eigenes Organ mit wohldefinierten Aufgaben in unserem Körper. Auf Angriffe von außen kann es ganz unterschiedlich reagieren. Die B-Zellen, die im Zusammenhang mit dem Thema »Impfstoff« von besonderer Bedeutung sind, produzieren die sogenannten Antikörper. Auf ihrer Oberfläche tragen sie Eiweißbestandteile, die die unterschiedlichsten Strukturen erkennen können, zum Beispiel die Oberfläche eines Bakteriums oder den ihnen bislang nicht bekannten Eiweißbestandteil einer Virushülle.

Durch das Erkennen eines Eiweißbestandteils an der Zelloberfläche wird der im Wartestand lauernden B-Zelle zweierlei signalisiert: sich zu teilen und gleichzeitig eine im Blut lösliche Form des Eiweißbestandteils zu produzieren, der vorher auf der Zelloberfläche das Eiweiß der Virushülle erkannt hat. Beides dauert eine Zeit lang – bis hin zu ein paar Tagen –, sodass wir gegen Virusinfektionen nicht beliebig schnell eine Abwehrreaktion aufbauen können. Wenn das infizierende Virus so virulent ist, dass es den Wirt innerhalb dieser kurzen Frist bereits tötet, dann muss dieser körpereigenen Abwehrreaktion nachgeholfen werden. Für diesen Fall werden den Patienten Antikörper von Personen oder Tieren gegeben, die die Krankheit bereits überstanden haben. Wenn die Antikörper nicht selbst produziert werden, sondern von anderen Personen oder von Tieren stammen, spricht man von passiver

Immunisierung. Sie ist allerdings nicht unproblematisch, da sie hin und wieder zu Überreaktionen des Immunsystems führt, wie es die Öffentlichkeit im Umfeld der Covid-19-Pandemie erlebt hat.

Eine zweite Säule der uns angeborenen Immunantwort sind sogenannte T-Zellen, die, nicht anders als die erwähnten B-Zellen, ebenfalls zu den weißen Blutkörperchen zählen, aber eine andere Aufgabe wahrnehmen. Sie sind dafür verantwortlich, dass Viren nicht nur im Blutkreislauf durch Antikörper erkannt und dann unschädlich gemacht werden, sondern bereits in infizierten Zellen selbst. Wie sie das machen? Die infizierte Zelle ist voller virusspezifischer Proteine, die bei der Vermehrung des Virus entstehen. Kleine Bruchstücke dieser Proteine werden mithilfe dafür vorgesehener Proteine, den Produkten von Gewebeverträglichkeitsgenen, an die Zelloberfläche der infizierten Zelle gebracht und dort nach außen hin präsentiert. Das registriert eine Subklasse der im Blut kreisenden T-Zellen, die mit einem für diesen Zweck vorgesehenen Rezeptorprotein an die infizierten Zellen binden und diese regelrecht durchlöchern und damit zerstören. Wie wichtig diese Verteidigungslinie unseres Körpers gegen eine Virusinfektion ist, erkennt man daran, dass Menschen, die nur wenige oder keine T-Zellen besitzen, sehr viel empfänglicher für Virusinfektionen sind.

Am besten ist es, wenn eine Impfung beide Arten von Immunantworten auslöst, also die der B-Zellen und die der T-Zellen. Leider ist das nicht wirklich zu steuern, sodass über die Wirkungsweise eines Impfstoffes keine genauen Voraussagen zu machen sind. Es kommt hinzu, dass die B-Zell-Antwort, also die Bildung von Antikörpern, sehr viel leichter zu messen ist als die T-Zell-Antwort, was beispielsweise die Unsicherheit bei einer Impfstoffentwicklung drastisch erhöhen kann, insbesondere, wenn sie in Eile geschehen soll wie derzeit bei der Coronapandemie.

Im Jahre 1952 waren viele dieser molekularen Details einer Immunantwort nicht bekannt. Es war aber bereits möglich, die vielen Eiweißbestandteile des Blutes, darunter die erwähnten Antikörper, zu isolieren und einzeln anzureichern. Auch damals wusste man schon, dass sich die Antikörper in einer bestimmten Fraktion des Blutserums befinden, also der Flüssigkeit, die sich nach dem Abtrennen der roten Blutkörperchen im Überstand befindet. Die im Serum befindlichen Proteine lassen sich nach ihrer Größe auftrennen, wobei sich die Antikörper immer in der sogenannten Gamma-Globulin-Fraktion finden.

Dieser Eiweißbestandteil wurde daher aus dem Blut von Patienten, die die Kinderlähmung überstanden hatten, isoliert und 1952 erstmals in einem Großversuch mit Kindern eingesetzt. Der Versuch gewährte ihnen Schutz für nur etwa vier bis sechs Wochen, weil der menschliche Organismus diese Eiweißfraktion recht schnell abbaut. Da von ihm selbst nichts nachgeliefert wird, hält der Schutz bestenfalls ein paar Wochen an. Und da auch die Herstellung der Antikörper aus dem Blut recht aufwendig ist, kommt die passive Immunisierung kaum für eine Massenvorbeugung infrage. Im konkreten Fall bewies aber der geschilderte Versuch, dass es Antikörper gibt, die Bestandteile der Virushülle des Poliovirus erkennen und damit vor der Infektion schützen.

Die Schutzwirkung kommt übrigens dadurch zustande, dass ein Antikörper mit seinen zwei Armen zwei Viruspartikel gleichzeitig binden kann. Auf diese Weise entstehen recht große Eiweißaggregate, die von den Zellen nicht mehr aufgenommen werden können. Außerdem werden diese Aggregate von einer anderen Klasse von Zellen des Immunsystems, von sogenannten Fresszellen, erkannt, aufgenommen und regelrecht aufgefressen.

Nachdem es mit der passiven Immunisierung nichts war, blieb nur noch die aktive Immunisierung, also die Impfung mit einem Virus, das hinreichend abgeschwächt war, um keine Krankheitssymptome zu erzeugen, und dennoch in der Lage, eine Antikörperbildung aufzubauen. Solche vom eigenen Körper selbst produzierten Antikörper werden immer wieder nachproduziert, zum Teil ein ganzes Leben lang. Sie sind daher im wahrsten Sinne des Wortes allzeit bereit, wenn ein aktives Virus daherkommt, dieses aus dem Wege zu räumen.

Wie aber kommt man an ein abgeschwächtes Virus? Bei den Pocken hatte man das Glück, dass es ein verwandtes Virus gab, eben die Kuhpocken, das zwar keine Krankheitssymptome auslöste, aber immerhin die erhoffte Antikörperproduktion. So etwas stand aber im Fall der

Kinderlähmung nicht zur Verfügung. Was war zu tun? Man kann entweder ein aktives Virus durch chemische Behandlung dermaßen verändern, dass es zwar noch die Antikörperbildung einleitet, sich selbst aber nicht mehr vermehren kann. Oder aber man versucht, ein aktives Virus durch Züchtung in fremden Wirten derart abzuschwächen, dass es sich zwar noch vermehrt, im infizierten natürlichen Wirt aber keinen Schaden mehr anrichtet und nur die Antikörperbildung induziert. In jedem Fall mussten zunächst einmal Verfahren entwickelt werden, das Virus, sei es nun ein aktives oder ein abgeschwächtes, zu züchten.

Wie züchtet man Viren, wenn nicht direkt auf lebenden Organismen, wie im Fall der Pocken? Man züchtet sie in sogenannten Gewebekulturen. Gewebestückchen werden zu diesem Zweck mit einer (sterilen) Schere in möglichst kleine Stücke zerlegt und dann in einem Kulturmedium gehalten. Sofern diese Kulturflüssigkeit die richtigen Nährstoffe und Wachstumsfaktoren enthält, werden aus den Gewebestückchen einzelne Zellen herauswachsen und sich teilen, bis der Boden der Glasschale voll mit Zellen ist. Hier aber genau liegt die Schwierigkeit. In den 40er-Jahren waren die Bedingungen für das Wachstum von Zellen höherer Organismen kaum bekannt. Man konnte Bakterien und Hefen züchten – schon damals gab es Bier –, aber eben nicht derartige Zellen. Der Hefe zum Beispiel genügt schon ein wenig Zucker im Hefeteig zum Wachsen. Dagegen sind Zellen höherer Organismen, wie etwa vom Huhn, von der Maus, von Affen oder vom Menschen, extrem spezialisiert und können nur auf sehr komplex zusammengesetzten Kulturlösungen wachsen. Neben den Bausteinen der Proteine und des Erbguts benötigen sie vor allen Dingen eine Unzahl eiweißhaltiger Wachstumsfaktoren. Diese komplexen Bedürfnisse sind in der Regel durch die Zugabe von Blutserum, also dem flüssigen Überstand von geronnenem Blut, zu befriedigen, aber manchmal reicht nicht einmal das.

Der Erste, der ein gutes Rezept für solche Gewebekulturen erfand, war der französische Chirurg Alexis Carrel, der im Jahre 1912 den Nobelpreis für Medizin und Physiologie für seine überragenden Fähigkeiten erhielt, Blutgefäße zusammenzunähen. Geschickt war er aber nicht nur beim Nähen, sondern ebenso beim Aufbewahren von Arterien, Venen und Organe. Dabei versuchte er sich auch an der Züchtung von Hühnerzellen in Kultur, und auf diesem Feld gelang ihm ein weiteres Meisterstück. Er brachte es fertig, eine einzige Kultur von 1912 bis 1935 lebend zu erhalten, und das in einer Zeit, in der es keine Antibiotika gab. Man darf bei der Bewertung dieser Leistung nicht vergessen, dass die komplex zusammengesetzten Kulturmedien natürlich ein gefundenes Fressen für Bakterien aller Art sind, auch für solche, die sich in der Atemluft befinden. Derartige Kulturen ohne sterile Räumlichkeiten und ohne Antibiotika so lange sauber zu halten, grenzt daher an ein Wunder.

Im Fall der Züchtung von Polioviren gab es noch ein besonderes Problem. Man war lange der Meinung, dass sie nur auf Nervenzellen wachsen, die aber sehr schwer zu züchten sind, da sie sich in Kultur nicht sehr häufig teilen; übrigens ist es auch mit heutigen Methoden nicht leichter. Es war daher ein echter Durchbruch, als es im Jahre 1949 den Ärzten John Enders, Thomas Weller und Frederick Robbins von der Kinderklinik der Harvard Universität gelang, das Virus der Kinderlähmung in Kultur zu vermehren, und zwar in Kulturen von Zellen aus menschlichem Embryonalgewebe. Da auch solches Gewebe nur schwer zugänglich ist und kaum Massenkulturen zulässt, versuchten sie es mit Kulturen aus Gewebe, das sie bei Operationen aller Art erhielten, beispielsweise mit Nierenzellen. Es funktionierte. Damit war für die Arbeit am Virus der Kinderlähmung der entscheidende Durchbruch gelungen – übrigens galt das für die Virusforschung insgesamt, denn Enders, Weller und Robbins konnten später in ihren Kulturen auch erstmals das Masernvirus sowie das den Windpocken und der Gürtelrose zugrunde liegende Herpesvirus züchten.

Nachdem diese Hürde genommen war, stand man vor den erwähnten zwei Alternativen für die Impfstoffherstellung, nämlich der Produktion als Lebend- oder als Tot-Vakzine. Die Namen sind schlecht gewählt, da, wie wir schon wissen, Viren keine autonomen Lebewesen sind. Sie leben nicht und sterben daher auch nicht. Was gemeint ist, sind vermehrungsfähige oder nicht-vermehrungsfähige Viren. Beide Ansätze wurden in den 50er-Jahren mit Erfolg erprobt. Ihre Produkte sind bis heute im Einsatz und mit den Namen Salk und Sabin verbunden.

Jonas Salk arbeitete zu Anfang der 50er-Jahre an der Universität von Pittsburgh. Er setzte auf die chemische Inaktivierung, also auf die Ausschaltung der Ansteckungsfähigkeit eines Virus unter gleichzeitiger Beibehaltung seiner antikörperinduzierenden Aktivität. Zu diesem Zweck behandelte er aktive Viruspräparationen mit Formaldehyd, einer einfachen Chemikalie, die sowohl mit Eiweiß als auch mit der Erbsubstanz reagiert und alles miteinander vernetzt. In diesem Zustand ist weder an eine Vermehrung noch an eine Reaktivierung zu denken. Die Tot-Vakzine, wie sie nun heißt, wird anschließend unter die Haut gespritzt, gelangt in den Blutstrom und induziert die geschilderte Antikörperbildung. Um seinen Impfstoff zu testen, ließ Salk 1953 insgesamt 650 000 Kinder impfen, wobei 440 000 das inaktivierte Virus erhielten und die anderen 210 000 nur mit einer Placebo-Lösung gespritzt wurden. Zwei Jahre später, am 12. April 1955, nach Bekanntgabe der Ergebnisse, wurde der Impfstoff für sicher und einsatzfähig erklärt. Nur sechs Jahre später war die Zahl der an Kinderlähmung erkrankten Kinder in den USA um 90 Prozent gesunken. Salk wurde zu einem Nationalhelden.

Dennoch gab es auch Probleme mit dem Impfstoff. Nur wenige Monate nach seiner Freigabe kam es zu einem tragischen Unfall. Einer der fünf Hersteller, die Firma Cutter Biologicals in der Nähe von Berkeley, Kalifornien, produzierte eine Präparation, die nicht vollständig inaktiviert war. In der Folge erkrankten insgesamt 204 Personen an Kinderlähmung; von ihnen wiesen 153 Erkrankte Lähmungserscheinungen auf und elf starben letzten Endes. Als Ursache wurde festgestellt, dass das Virus sich in dieser Präparation verklumpt hatte und die Chemikalie, die für die Inaktivierung benutzt wurde, das Innere dieser Klumpen nicht erreichte. Seither werden die Viruspräparationen vor der Inaktivierung filtriert, um solche Klumpen zurückzuhalten. Der Unfall ist bis heute nicht vergessen, wenn es um Impfrisiken geht.

Abgesehen von dem Lehrgeld, das hier bezahlt wurde, hatte dieser Unfall noch eine andere Folge. Er beflügelte die Bemühungen, einen

Lebendimpfstoff zu entwickeln. Dieser Ansatz ist mit den Namen Hilary Koprowski von der Thomas Jefferson University in Philadelphia und Albert Sabin von der University of Cincinnati verbunden. Beiden war bekannt, wie erfolgreich der große Virologe Max Theiler das Gelbfiebervirus durch Passagen in Tieren dermaßen abgeschwächt hatte, dass es als Impfstoff verwendet werden konnte. Theiler erhielt für diese grandiose Leistung im Jahre 1951 den Nobelpreis für Medizin und Physiologie. Hilary Koprowski gelang mit dieser Methode die Adaptierung des Poliovirus an Ratten, ein an sich unnatürlicher Wirt, wobei nach vielen »Transfers« oder »Passagen« ein Virus übrig blieb, das für Menschen völlig harmlos war, aber dennoch guten Schutz vor einer Infektion gewährte. Unabhängig davon arbeitete Sabin mit Gewebekulturen.

Sein abgeschwächtes Virus wurde nach einigen klinischen Tests in den Jahren 1958 und 1959 millionenfach mit Erfolg in der damaligen UdSSR eingesetzt. Am 24. August 1960 wurde dieser Impfstoff auch in den USA zugelassen. Er hatte gegenüber dem inaktivierten Virus den Vorteil, oral, das heißt auf einem Stück Zucker eingenommen werden zu können. Diese Art der Schluckimpfung ist auch hier in Deutschland den meisten von uns vertraut. Der Slogan »Schluckimpfung ist süß« wurde landesweit bekannt. Der Sabin'sche Impfstoff enthält abgeschwächte Varianten aller drei bekannten Poliovirusstämme. Nur so kann er einen wirklich vollständigen Schutz verleihen, der den der Tot-Vakzine nach Salk sogar noch ein wenig übertrifft.

Der Sabin'sche Impfstoff hat allerdings einen Nachteil: Da es sich um einen Lebendimpfstoff handelt, kann dieser sich im infizierten Organismus nicht nur vermehren, sondern auch verändern. Die Unterschiede zwischen den abgeschwächten Virusvarianten im Sabin'schen Impfstoff und den hochvirulenten Ausgangsviren sind auf der molekularen Ebene extrem gering. Die Viren unterscheiden sich, wie wir heute wissen, jeweils in nur einem einzigen der rund 7400 Bausteine des viralen Genoms, das allein durch diese eine Veränderung die Eigenschaft verliert, das Nervensystem anzugreifen.

Interessanterweise befinden sich die beobachteten Veränderungen alle in einem ganz bestimmten Abschnitt in der Gegend eines der beiden Enden des viralen Erbguts. In diesem Abschnitt liegt das virale Genom nicht einfach als lineare, ausgestreckte Perlenkette vor, sondern faltet sich in sogenannten Haarnadelstrukturen auf sich selbst zurück. Bei einzelsträngigen Erbgutsträngen ist dies nicht selten, da die einzelnen Bausteine immer wieder komplementäre Partner finden, auf die sie sich zurückfalten können, um kurze, doppelsträngige Abschnitte zu bilden. Diese sind wegen ihrer erhöhten Stabilität immer ein wenig begünstigt. Durch Mutationen der Sabin'schen Stämme verändert sich daher die Größe der Haarnadelstrukturen ein wenig. Dies stört die Lesemaschinerie, die für das Übertragen der viralen Erbinformation in entsprechendes Eiweiß in Nervenzellen verantwortlich ist. In der Folge werden die Produktion von viralem Eiweiß und damit auch die Virusvermehrung gehemmt. Das Virus verliert seine Virulenz für Nervenzellen. Derzeit ist noch nicht klar, welcher Bestandteil der Eiweiß-Lesemaschinerie es denn nun ist, der ausgerechnet in Nerven-, aber nicht in anderen Zellen für die Erkennung dieser Haarnadelstrukturen verantwortlich ist.

Im Prinzip kann ein Virus mit nur einer einzigen Veränderung, die es von seiner natürlichen, virulenten Variante unterscheidet, auch wieder zurückmutieren. Natürlich ist dies ein seltenes Ereignis, da ja ausgerechnet dieser eine aus den 7400 Bausteinen des Poliovirus-Genoms nicht nur verändert, sondern auch in seine ursprüngliche Lesart verändert werden müsste. Wo vorher ein C war, muss wieder ein C eingebaut werden und nicht einer der anderen Buchstaben G, A oder U. Für den Verlust der Neurovirulenz ist in einem der Sabin'schen Stämme der Austausch eines C-Restes gegen einen U-Rest an der Position 472 des viralen Genoms verantwortlich. Genau dieses Ereignis müsste rückgängig gemacht werden. Dies scheint zu geschehen, allerdings sehr selten, mit einer Häufigkeit von vielleicht einem Fall auf etwa sechs bis sieben Millionen Impfungen.

Das bedeutet, dass immer wieder Menschen als Folge der Impfung an Kinderlähmung erkranken, wenn auch nur ganz wenige, vielleicht eine Handvoll pro Jahr. Auf den ersten Blick mag man diese Zahl als gering erachten, in einem Umfeld aber, in dem die Kinderlähmung schon nahezu ausgerottet ist, wirkt jeder einzelne Fall wie einer zu viel. In den 80er-Jahren, als dies erstmals deutlich wurde, erscholl daher sogar der Ruf nach einer Abschaffung der Schluckimpfung. Die Erinnerung an die Schrecken der 50er-Jahre saß aber den Leuten noch zu sehr in den Knochen, als dass man dieser Bewegung gefolgt wäre.

Im Jahre 1988 begann dann die Weltgesundheitsorganisation mit ihrer Kampagne, die Kinderlähmung ganz auszurotten, ähnlich wie im Fall der Pocken. Auch »Rotary« hat sich dieses Ziel zu eigen gemacht. Ihre Strategie steht auf zwei Säulen: der regelmäßigen Impfung von Neugeborenen und den Nationalen Impftagen. Derzeit wird von der Weltgesundheitsorganisation angestrebt, dass weltweit alle neugeborenen Kinder gegen die sechs wichtigsten Killer geimpft werden: Masern, Keuchhusten, Tetanus, Diphtherie, Tuberkulose und Kinderlähmung. Zwei davon sind Viruserkrankungen, Masern und Kinderlähmung. Bei der Kinderlähmung sind drei Schluckimpfungen im ersten Lebensjahr vorgesehen. Derzeit gelingt dies weltweit bei gut 80 Prozent aller Kinder, also bei vier von fünf Babys. Der Fortschritt gegenüber 1970, als nur eines von 20 Babys geimpft werden konnte, ist enorm. Die Situation ist aber nicht überall gleich günstig. 14 der 15 Länder, die nur die Hälfte ihrer Babys zu impfen in der Lage sind, liegen in Afrika.

Um die Ausrottung der Kinderlähmung zu beschleunigen, hat man neben den Routine-Impfungen auch sogenannte »Nationale Impftage« organisiert. Viele dieser Impftage werden über Ländergrenzen hinweg koordiniert. In der ersten Woche des Dezember 1996 haben beispielsweise sieben südasiatische Länder, darunter Bangladesch, Bhutan, Indien, Myanmar, Nepal, Pakistan und Thailand, ihre jeweiligen Nationalen Impftage zusammengelegt und gleichzeitig 181 Millionen Kinder geimpft. Insgesamt wurden 1997 weltweit an Nationalen Impftagen mehr als 450 Millionen Kinder geimpft. Die Resultate dieser Bemühungen sind verblüffend. Während 1988 noch über 35 000 Poliofälle weltweit berichtet wurde, sank diese Zahl im Jahre 1998 auf vielleicht 3500.

Auf der westlichen Hemisphäre ist die Kinderlähmung bereits ausgerottet. Den letzten Fall gab es in Peru im Jahre 1991. Ähnliches gilt für

Westeuropa, Nordafrika, Süd- und Ostafrika, Südostasien und Australien. Der letzte Fall in Südostasien wurde im März 1997 in Kambodscha beschrieben. Übrig geblieben sind als Krankheitsherde derzeit nur noch Afghanistan, Pakistan und Nigeria, vielleicht Bangladesch. Im Jahre 2019 hat die Weltgesundheitsorganisation noch neun Fälle registriert. Bis 2023 will man nun die Kinderlähmung ausgerottet haben. Allerdings bedarf es zum Erreichen dieses Ziels nicht nur großer Geldmittel, sondern auch wirkungsvoller Friedensbemühungen. Bürgerkriege und andere kriegerische Auseinandersetzungen zerstören die medizinische Infrastruktur, sodass das Ziel einer Durchimpfung der Bevölkerung in Kriegsgebieten nur schwer zu erreichen ist. In Pakistan sind in den vergangenen acht Jahren 40 Impfhelfer von den Taliban erschossen worden, weil sie die Teams für westliche Spione halten und den Impfstoff für verunreinigtes amerikanisches Teufelszeug.

Leider wird mit diesem Durchbruch das Problem »Kinderlähmung« immer noch nicht vom Tisch sein. Mitte der 80er-Jahre tauchten bei Patienten, die ihre paralytische Polio längst überstanden hatten, gesundheitliche Probleme auf, darunter oft auch eine erneute Muskelschwäche, als wäre die Polio wiedergekommen. Niemand weiß genau, wie viele der Polio-Überlebenden von diesen Spätfolgen betroffen sind. Man rechnet mit 40 Prozent der Überlebenden, was in Deutschland irgendwo zwischen 10 000 und 50 000 Personen liegen würde. Die Gründe für dieses Problem sind weitgehend unbekannt.

Wie schon erwähnt, werden bei der paralytischen Polio sogenannte Motorneuronen befallen, Nervenzellen also, deren Fortsätze direkt an Muskelzellen angedockt sind und diese »innervieren«, wie die Wissenschaft es ausdrückt. Die Nervenzellen scheiden eine chemische Verbindung aus, eine Art Lockstoff, das Acetylcholin, das dann die Muskelfaser veranlasst, sich zusammenzuziehen. Bei der Kinderlähmung stirbt ein Großteil der Motorneuronen ab, sodass es zu den bekannten Lähmungserscheinungen kommt. Die wenigen überlebenden Nervenzellen können mit der Zeit neue Verbindungen zu einzelnen Muskelfasern aufbauen und auf diese Weise den Ausfall der erkrankten Neuronen kompensieren, allerdings zu einem hohen Preis. Statt dass jede Nervenzelle mit ihren Fortsätzen vielleicht 1000 Muskelfasern versorgt, muss nun eine einzige Zelle 10 000 oder mehr Fasern erreichen.

Dies geht eine Zeit lang gut, bis die Riesenzellaggregate anfangen zu ermüden. Ob dies aus Überbeanspruchung heraus geschieht oder ob es genetisch programmiert ist, weiß man nicht genau. Leider gibt es auch keinen zuverlässigen Test für dieses Post-Polio-Syndrom und als Behandlung nicht viel mehr als gute symptomatische Betreuung. Immerhin schreitet das Syndrom in der Regel nur langsam fort, sodass die Betroffenen sich anpassen können. Alles in allem sehen wir hier ein spätes und unerwartetes Vermächtnis der schrecklichen Kinderlähmungs-Epidemien der 1950er-Jahre, das alles soziale Engagement derjenigen herausfordert, denen dieses Schicksal erspart blieb. Mit der gelungenen Ausrottung der Kinderlähmung wird aber auch dieses Problem am Ende als gelöst betrachtet werden können.

Seit Jenner sind nur gut 200 Jahre vergangen. Seither war der Fortschritt in der Impfstoffentwicklung sehr unstetig. Zunächst dauerte es noch einmal 100 Jahre, bis Louis Pasteur seinen Impfstoff gegen die Tollwut entwickelte, das tödlichste Virus überhaupt. Nur ein einziger Mensch soll die Tollwut je überstanden haben, ohne geimpft gewesen zu sein. Weitere sechs Impfstoffe wurden in der ersten Hälfte des 20. Jahrhunderts entwickelt, darunter einer gegen Gelbfieber und die beiden Polio-Impfstoffe. Anschließend ging es Schlag auf Schlag, unter anderem gegen Masern, Mumps und Röteln bis hin zu Windpocken, Hepatitis A, Hepatitis B, Gebärmutterhalskrebs und nun auch SARS-CoV-2.

Inzwischen wird gegen so viele Krankheiten erfolgreich geimpft, dass es sich lohnt, zu erwähnen, wo die Entwicklung eines Impfstoffes nicht funktioniert hat, beispielsweise bei HIV, Hepatitis C und RSV (respiratory syncytial virus). Das letztere Virus verursacht eine Erkrankung der unteren Atemwege, meist bei Babys und Kleinkindern. In der Regel ist sie von einer normalen Erkältung nicht zu unterscheiden. Komplikationen kann es bei Frühgeborenen geben, für die eine Impfung schon sehr nützlich wäre. Warum hat die Herstellung von Impfstoffen hier nicht funktioniert?

Eine Erklärung ist vielleicht das Phänomen der »Antikörper-Verstärkung«. Dieses nicht seltene Phänomen tritt dann auf, wenn die Erstinfektion mit einem dieser Viren zur Bildung von nicht- oder nur sub-neutralisierenden Antikörpern führt, welche dann bei einer Zweitinfektion zu Virus/Antikörper-Komplexen führen, die in entsprechende Zellen sogar leichter aufgenommen werden als Viruspartikel allein. Das Phänomen ist seit Langem bekannt, wurde aber auch der Öffentlichkeit bewusst, als in den Philippinen vor drei Jahren 800 000 Kinder gegen Denguefieber-Virus-Infektionen mit einer von Sanofi hergestellten Vakzine geimpft wurden und sich bald herausstellte, dass einige von ihnen schwerer erkrankten als bei einer »normalen« Infektion. Die Aktion wurde sofort unterbrochen. Auch bei Coronainfektionen im Fall des Coronavirus MERS sind solche Phänomene beschrieben.

Man nimmt an, dass hier die Bildung der Virus/Antikörper-Komplexe die Zellspezifizität des Virus ändert. Immunzellen tragen normalerweise keinen ACE2-Rezeptor, den natürlichen Rezeptor von SARS-CoV-2, und sind daher resistent gegen eine Virusinfektion. Ein Virus/Antikörper-Komplex ist aber insofern etwas anderes, als er nun von ACE2-negativen Zellen des Immunsystems aufgenommen werden könnte. Im Inneren dieser Immunzellen könnte sich in der Folge das Virus vermehren, mit all den erwähnten Konsequenzen. Es ist bislang kaum möglich, diesen Verstärkereffekt vorherzusagen, weswegen auch bei einer SARS-CoV-2-Impfung zunächst höchste Vorsicht geboten ist, sonst käme man vom Regen in die Traufe.

Um die Impfstoffentwicklung zu beschleunigen, gibt es neben den klassischen Ansätzen, also den abgeschwächten Lebend-Vakzinen oder den inaktivierten Tot-Vakzinen, eine Reihe moderner Varianten. Gerade im Fall von SARS-CoV-2 ist der Druck riesig, einen Impfstoff zu entwickeln, um eine Alternative zu klassischen Quarantäne-Maßnahmen (»Lockdown«) zur Verfügung zu haben und um hoffentlich die Pandemie sogar zu beenden.

Zu den modernen Alternativen gehören vektorbasierte Impfstoffe, mRNA-Impfstoffe und Subunit(Untereinheit)-Impfstoffe. Was sind vektorbasierte Impfstoffe? Ausgehend von einem harmlosen Virus, beispielsweise einer der vielen meist harmlosen Adenovirus-Varianten, wird ein Vektor-Virus konstruiert. Vektor heißt so viel wie Träger oder Fähre. Dieser Vektor enthält zusätzlich zum viralen Genom das Gen für ein virales Strukturprotein. Nach einer Infektion wird dieses Gen in den Wirtszellen vermehrt und abgelesen. Die Gegenwart größerer Mengen des viralen Strukturproteins löst in der Folge eine entsprechende Immunantwort aus.

Nachteil der auf Adenoviren basierten Vektor-Impfstoffe ist die Tatsache, dass viele Menschen dagegen Antikörper besitzen. Diese könnten die rekombinanten Adenoviren aus dem Verkehr ziehen und den Impfstoff damit unwirksam machen. Aus diesem Grunde werden in der Regel vektorbasierte Impfstoff auf der Basis von eher seltenen Adenovirus-Serotypen verwendet, Adenovirus Typ 26 oder auch ein Schimpansen-Adenovirus. Ausgangspunkt eines ersten Impfstoffansatzes war ein replikationsdefektes Adenovirus Typ 5, das in seinem Genom das SARS-CoV-2-Spike-Protein in seiner vollen Länge enthielt und es in das Spike-Protein umzusetzen in der Lage war. Das Konstrukt war im Beijing Institute of Biotechnology und bei CanSino Biologics entwickelt und hergestellt worden. Wissenschaftlerinnen und Wissenschaftler aus Wuhan und aus Beijing haben den Impfstoff in einer randomisierten Doppelblind-Phase-2-Studie mit insgesamt knapp 700 Probanden getestet. Danach ist die einmalige Impfung nicht nur ohne wesentliche Nebenwirkungen, sie führte auch zur Bildung ausreichender Mengen von neutralisierenden Antikörpern.

Während derzeit weltweit Hunderte von Impfstoffen in der Entwicklung sind, war dies die erste abgeschlossene Phase-2-Studie. Gleich nach Abschluss dieser Phase-2-Studie Mitte Juni 2020 wurde dieser Impfstoff von der zentralen Militärkommission der Volksrepublik China für militärische Zwecke genehmigt. Eine Phase-3-Studie, die üblicherweise an eine Phase-2-Studie anschließt und Sicherheit wie auch Wirksamkeit an einer größeren Zahl von Personen überprüfen und belegen soll, ist inzwischen auch abgeschlossen. Dass bereits nach Abschluss der Phase 2 und vor einer Phase 3 geimpft wird, wäre nach unseren Regeln nicht möglich gewesen.

Die russische Sputnik-V-Vakzine verwendet ein Adenovirus Typ 26 für die erste Impfung und ein Adenovirus-Typ-5-Vektor für die zweite, die Verstärkungsimpfung (»booster«). Beide enthalten das Gen für das SARS-CoV-2-Spike-Protein. Adenovirus Typ 26 ist, wie erwähnt, recht selten, sodass die Problematik bereits vorgebildeter Antikörper gering sein sollte. Sputnik V wird bereits seit August 2020 geimpft, noch bevor eine Phase-3-Studie abgeschlossen war. Die Oxford-Vakzine (AstraZeneca) verwendet ein Schimpansen-Adenovirus als Träger (Vektor). Auch hier sollte die Menge an Antikörpern im Menschen gegen das Affenvirus allein gering sein und daher die Antikörperbildung gegen das SARS-CoV-2-Spike-Protein nicht stören.

Man wird sehen, welche Strategien am Ende zum Erfolg führen, die hier beschriebenen vektorbasierten oder die diversen anderen, beispielsweise die, die auf der Verwendung von Boten-RNA basieren. Die Verwendung von Boten-RNA(mRNA)-Impfstoffen ist der direkteste Weg zu einem Protein, denn die Boten-RNA ist auch unter normalen Umständen die unmittelbare Quelle eines Proteins. Die Zellen sind gewissermaßen daran gewöhnt.

In den für SARS-CoV-2 vorgesehenen Ansätzen wird die Boten-RNA für das Spike-Protein zunächst im Labor hergestellt, in einer Lipidhülle, einer Art Seifenblase, verpackt und anschließend verimpft. Reine mRNA ist, anders als ihre »Schwester«, die DNA, extrem labil. Sie muss daher stabilisiert werden, meist in Form lipidbasierter Nanopartikel. Diese bestehen aus mehreren Komponenten, die gemeinsam nicht nur die mRNA stabilisieren, sondern auch ihre Aufnahme in die Zellen erleichtern, die anschließend das virale Spike-Protein synthetisieren sollen. Abgesehen vom Nachteil ihrer Labilität haben mRNA-basierte Impfstoffe im Vergleich zu DNA-basierten Impfstoffen, die man ursprünglich im Blick hatte, allerdings den Vorteil, dass sie nicht in das Erbgut eingebaut werden können. Unseren Zellen fehlen hierfür die notwendigen Enzyme. Diese Gefahr wird bei vektorbasierten Impfstoffen immer wieder heraufbeschworen, obwohl es darauf keine Hinweise gibt. Bei der mRNA kann es jedenfalls keine Zweifel geben.

Die Entdeckung der Wirksamkeit von mRNA geht auf Ingmar Hoerr zurück, seinerzeit (1999) Doktorand in der Arbeitsgruppe von Hans-Georg Rammensee an der Universität Tübingen. Sie beide haben kurz danach zusammen mit weiteren Kollegen die Firma Curevac gegründet, deren SARS-CoV-2-Impfstoff im Sommer 2021 zur Verfügung stehen soll.

Inzwischen (Januar 2021) sind mRNA-Vakzine aus zwei Quellen zugelassen worden, die Biontech/Pfizer- und die Moderna-Variante. Sie verwenden unterschiedliche Lipidhüllen und sind daher unterschiedlich stabil. Die Biontech/Pfizer-Variante muss bei –70 °C, also in Trockeneis, transportiert werden, die Moderna-Variante bei Kühlschranktemperaturen. Klinisch sind beide mRNA-Vakzine allerdings völliges Neuland. Noch nie vorher sind bis zur Einführung dieser beiden Varianten solche Impfstoffe zugelassen worden und kommerziell erhältlich gewesen.

Vielleicht erleben wir an dieser Front einen Morandi-Brücken-Effekt, wie in Genua, wo sich ungeahnte und unerwartete Kräfte entwickelten, um die eingestürzte Brücke so schnell wie möglich wiederaufzubauen, was denn auch gelang. Eine besondere Herausforderung für die Entwicklung dieser und anderer Impfstoffe sind die klinischen Prüfungen, denn sie bedürfen einer großen Zahl von Probanden. Es geht um Zahlen, die in die Zehntausende gehen. Hierbei können Engpässe entstehen, wenn die Inzidenz nur gering ist oder besonders viele klinische Prüfungen gleichzeitig anstehen. Der zeitliche Druck ist verständlicherweise groß, sodass man im Grunde kaum warten kann, bis sich jemand auf natürliche Weise infiziert.

Da in Deutschland die Anzahl der natürlich Infizierten vergleichsweise gering ist, muss man international agieren und in die USA, nach Kolumbien oder nach Brasilien ausweichen, was auch geschieht. Die WHO hat sich dieser Frage angenommen und sogar vorgeschlagen, junge Probanden zwischen 18 und 25 absichtlich mit SARS-CoV-2 zu infizieren. Ich persönlich halte dies für strikt unethisch, da keine wirksame Therapie zur Verfügung steht für den Fall, dass diese Probanden erkranken, und da auch von informierter Freiwilligkeit keine Rede sein kann; wir wissen viel zu wenig über SARS-CoV-2, als dass wir Probanden korrekt informieren könnten. Von »informed consent« also keine Spur.

Natürlich wünschen wir uns alle nichts sehnlicher als einen Impfstoff, um die medizinischen und wirtschaftlichen Folgen der Coronapandemie abzufedern und einzudämmen. Wir brauchen eine Atempause, aber nicht um den Preis der Aufgabe aller ethischen Standards. Als Wissenschaftlerinnen und Wissenschaftler würden wir das Vertrauen der Öffentlichkeit verlieren, die einzige Währung, die im Verhältnis Wissenschaft und Gesellschaft wirklich zählt.

Impfstoffe allein werden allerdings nicht reichen. Es müssen auch Wege gefunden werden, Menschen, die schon erkrankt sind, zu helfen. Wie würde man diesbezüglich vorgehen? Besonders zielführend scheinen Arzneimittel, die das Andocken des Virus oder, noch besser, seine Vermehrung verhindern. Für die Bekämpfung von Herpesviren stehen, wie erwähnt, solche Arzneimittel zur Verfügung. Deren Genome sind so groß, dass sie Information für viruseigene Enzyme tragen, die die Vermehrung des Genoms katalysieren, aber nicht die der lebenswichtigen zelleigenen Enzyme. Dementsprechend ist es möglich, Hemmstoffe für die virusspezifischen Enzyme zu finden, die das zelluläre Geschehen wenig oder gar nicht beeinflussen. Beispiele hierfür sind Aciclovir® und Ganciclovir®, mit denen die herpesbedingten Fieberbläschen auf den Lippen oder die Gürtelrose behandelt werden. Die Amerikanerin Gertrude Elion erhielt für die Entwicklung dieses Wirkstoffkonzepts im Jahre 1988 den Nobelpreis für Medizin.

Das Coronavirus-Genom ist vergleichsweise groß, wenn auch kleiner als das der Herpesviren, und trägt ebenfalls Information für eine viruseigene Polymerase. Mit diesem Wort bezeichnet man Enzyme, die Ketten von Nukleinsäuren aus ihren Bausteinen aufzubauen in der Lage sind. Die Coronaviren haben ein RNA-Genom, sodass man in diesem Fall von RNA-Polymerasen spricht. Die räumliche Struktur der Corona-RNA-Polymerase wurde inzwischen geklärt. Damit ist nun die Tür für die Entwicklung von Arzneimitteln geöffnet, die die Aktivität der viralen Polymerase hemmen. Im Prinzip müsste ähnlich wie im Fall der

Hemmstoffe für Herpes Zoster ein Analogon eines der Vorläufer für die Vermehrung des viralen Genoms entwickelt werden, das zwar wie die natürlichen Vorläufer der Vermehrung des viralen Genoms an deren aktive Bindungsstelle bindet, aber dann nicht weiter reagieren kann. Ein erster Kandidat ist Remdesivir®, das ursprünglich als Medikament gegen Ebola- und HIV-Infektionen entwickelt wurde, aber dort nur bedingt wirksam war. Die ersten klinischen Studien mit Remdesivir und Covid-19-Patienten wurden bereits im Mai 2020 begonnen. Ihr Ergebnis war ernüchternd, indem sich die Wirksamkeit von Remdesivir als sehr gering erwies. Dennoch gibt es hin und wieder positive Berichte, besonders wenn es, wie das RKI empfiehlt, in einer frühen Phase, also etwa fünf bis sieben Tage nach Auftreten der Symptome, eingesetzt wird.

Lassen sich vielleicht noch bessere Replikase-Hemmer finden? Ein Forscherteam um Patrick Cramer am Max-Planck-Institut für biophysikalische Chemie in Göttingen scheint auf diesem Weg am weitesten die Nase vorn zu haben. Man hat dort eine sehr detaillierte Raumstruktur der viralen Polymerase ermittelt. Diese erlaubt nun, Hemmstoffe in den relevanten Teil dieser Struktur hineinzumodellieren und auf diese Weise entweder das Remdesivir zu verbessern oder ganz neue Strukturen mittels geeigneter Selektionsverfahren zu entwickeln. Auf diese Ergebnisse sollten wir gespannt sein.

Dennoch wird es auch an dieser Front keine beliebig schnellen Fortschritte geben, denn neue Substanzen müssen immer die notwendigen klinischen Prüfungen durchlaufen, um Sicherheit und Wirksamkeit festzustellen. Schneller könnte es gehen, wenn Substanzen gefunden würden, die bereits für andere Indikationen zugelassen sind. Sie könnten dann von Medizinern als Off-label-Anwendung eingesetzt werden, also zunächst ohne ausgedehnte klinische Studien.

Entscheidende Antworten auf diesem Weg hat die sogenannte RECOVERY-Studie geliefert. Sie ging und geht seit März 2020 von Großbritannien aus und berücksichtigt Tausende von Patienten in 176 britischen Krankenhäusern. Unter den Arzneimitteln, die an Covid-19-Patienten getestet wurden, waren Dexamethason, Hydroxychloroquin, ein Antikörper-Gemisch der Firma Regeneron, Lopinavir-Ritonavir und einige andere. Dexamethason ist ein synthetisches Cortisonderivat, das 25-mal stärker wirkt als Cortison selbst; bei Hydroxychloroquin, einem 70 Jahre alten Präparat, handelt es sich um ein Anti-Malaria-Präparat, das Präsident Trump immer wieder propagiert hat, beim Antikörper-Gemisch von Regeneron geht es um zwei monoklonale Antikörper – sie werden auf der Basis von Antikörpern aus Patienten hergestellt, die Covid-19 überlebt haben; Lopinavir-Ritonavir ist ein Anti-HIV-Medikament, ein sogenannter Proteasehemmer. Einzig Dexamethason erwies sich unter diesen als wirksam, zumindest bei schwerkranken Covid-19-Patienten. Immerhin. Die Suche geht weiter. Sie muss auch weitergehen, denn selbst wenn die Herdenimmunität erreicht ist, wird es immer noch coronaerkrankte Menschen geben, die es zu behandeln gilt.

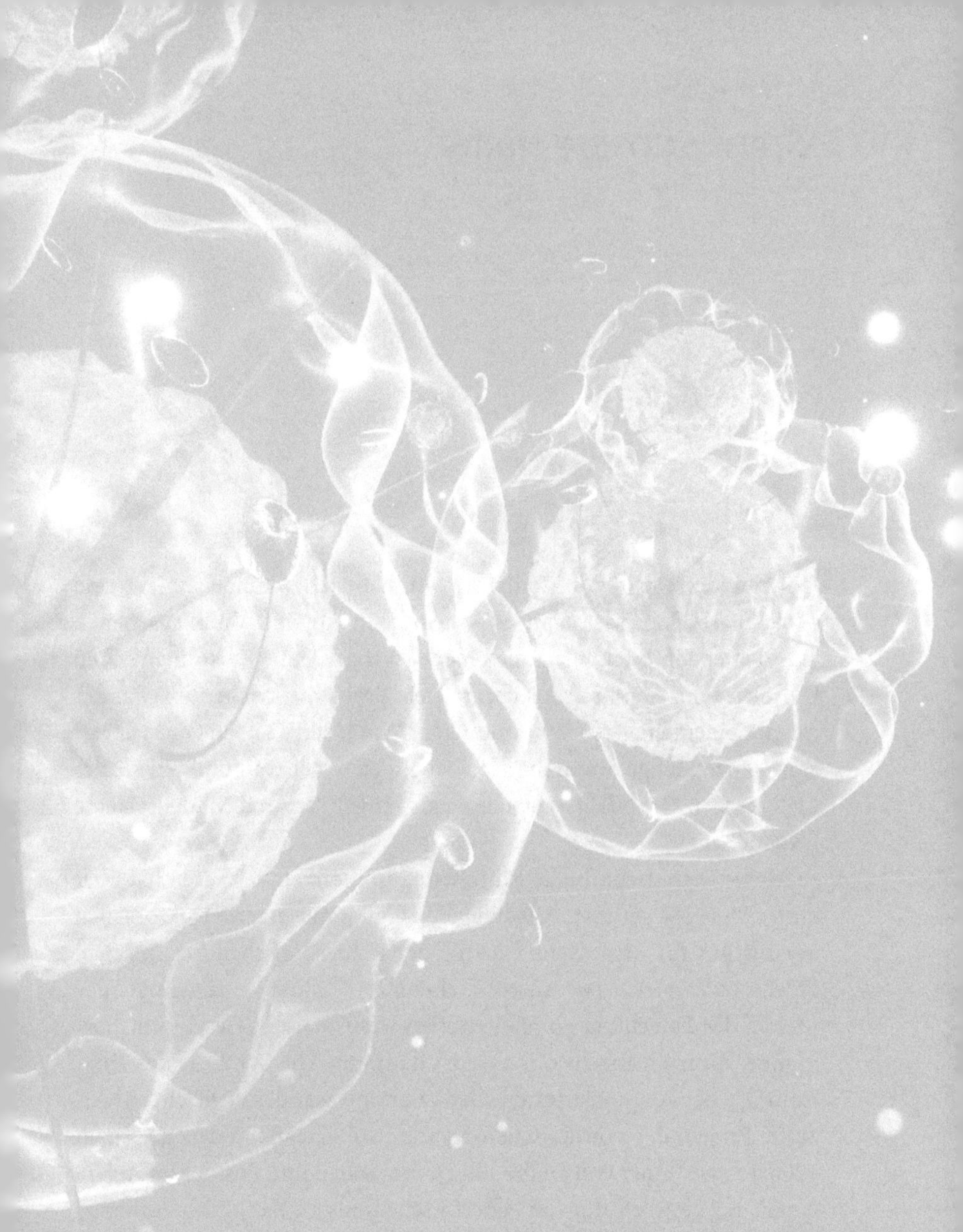

Kapitel 5

Viren – unsere Helfer

Obwohl ich selbst kein Mediziner bin, habe ich als Biochemiker und Molekularbiologe mein ganzes Arbeitsleben lang mit Viren gearbeitet. Auf den ersten Blick klingt das merkwürdig. Denn wie können Viren hilfreich sein, wenn sie uns derart viele Probleme machen wie Pandemien, Epidemien, Krebserkrankungen? Was bleibt da noch Gutes übrig? Eine ganze Menge, wenn man sich überlegt, wo überall und wie sie der biologischen Grundlagenforschung als Hilfsmittel und Modellsysteme gedient haben.

Meine wissenschaftliche Einführung in die Welt der Viren hat über einige Umwege geführt. Angefangen hat alles mit meiner Doktorarbeit am Institut für organische Chemie der Eidgenössischen Technischen Hochschule Zürich bei Albert Eschenmoser. Zürich war damals das Mekka der Forschung an Naturstoffen wie Cortison, Geschlechtshormonen, diversen Riechstoffen und Vitaminen. Die Synthese des Vitamins B_{12}, des kompliziertesten aller Vitamine, war das vielleicht ehrgeizigste Projekt der synthetischen organischen Chemie in den Jahren ab 1960. Ich war einer von an die 100 Doktoranden und Postdoktoranden, denen es unter Leitung von Albert Eschenmoser gelang, das Vorhaben nach gut zehn Jahren zu einem guten Ende zu bringen.

Das endgültige Ziel war allerdings erst 1972 erreicht, da war ich schon ein paar Jahre in Berkeley. Ich fuhr wie viele von uns, die über die Jahre daran gearbeitet hatten, nach Zürich, ins Zunfthaus zur Schmiden, um die ersten der so lange ersehnten Kristalle zu bewundern. Praktische Bedeutung hatte das Mammutprojekt nicht, denn das Vitamin B_{12} konnte schon damals in großem Maßstab aus Mikroorganismen hergestellt werden. Aber es hob die synthetische organische Chemie auf eine bis dahin kaum vorstellbare Stufe. Und noch viel wichtiger: Die chemische Synthese bewies, dass die hergeleitete Struktur richtig war, weil sie zu einem Molekül führte, dessen Eigenschaften mit denen seiner natürlichen Variante identisch waren. Ich selbst habe bei meiner Doktorarbeit mit ihren Höhen und Tiefen gelernt, keine Angst zu haben und auch vor den kniffligsten Problemen, wie eben dieser Aufgabe, nicht zurückzuschrecken.

Nach Berkeley war ich gegangen, weil am dortigen Institut für Biochemie der Universität von Kalifornien Horace Albert Barker lehrte, von seinen Vertrauten »Nook« genannt. Er hatte die natürlichen Kristalle des Vitamins B_{12} geliefert, mit denen 1961 Dorothy Hodgkin dessen Raumstruktur bestimmt und gelöst hatte. Es war eine in vieler Hinsicht ungewöhnliche Atomanordnung, die Hodgkin ermittelt hatte und ohne deren Kenntnis die rein chemische Synthese gar nicht möglich gewesen wäre. Wir kannten Nook also aus der Literatur.

Nook Barker war ein bescheidener, kluger Forscher und höchst angesehener Betreuer, der auf den verschiedensten Gebieten der Mikrobiologie und des Stoffwechsels von Mikroorganismen brilliert hatte. Er war nicht nur ein bedeutender Mikrobiologe, sondern auch ein großartiger Angler. Am Rande des Lassen-Nationalparks in Nordkalifornien besaß er eine einfache Hütte an einem der vielen kleinen Seen, wo er mir das Fliegenfischen beibrachte. Manchmal aber mietete er auch ein Boot am Hafen von Berkeley, um zum Lachsfang unmittelbar hinter dem Golden Gate auszufahren. Seine einzige Schwäche, wenn überhaupt, war sein Ehrgeiz, bei solchen Expeditionen immer den ersten Fisch an seiner Angel zu haben. Meist gelang ihm das auch.

Für mich war es eine gänzlich neue Welt, die sich in Berkeley eröffnete, nicht zuletzt wegen der vielen neuen Bekanntschaften, die sich durch die Arbeit mit Barker erschlossen. Einer seiner Freunde war Arthur Kornberg, Professor für Biochemie an der Stanford-Universität.

Alle 14 Tage samstags fuhren wir gemeinsam nach Stanford, auf der anderen Seite der Bucht von San Francisco, um Kornberg, seine Familie und Kollegen zu treffen. Kornberg hatte 1957 Furore gemacht, als es ihm gelang, zum allerersten Mal ein Enzym aus dem Darmbakterium *Escherichia coli* (E. coli) zu isolieren, das im Reagenzglas die Bildung von DNA aus seinen Vorläufern katalysieren konnte. Er nannte es DNA-Polymerase. E. coli ist ein beliebtes Modellsystem in der Molekularen Biologie, weil harmlos, leicht zu züchten und detailliert untersucht. Mit der Isolierung »seiner« DNA-Polymerase eröffnete Kornberg das Zeitalter der synthetischen Biologie, wofür er 1959 den Nobelpreis für Medizin erhielt.

In der Folge gelang es ihm, mithilfe dieser DNA-Polymerase ein biologisch aktives DNA-Molekül zu synthetisieren. Ausgangspunkt dieses Experiments war das Erbgut eines Bakterienvirus namens PhiX174, das Jahre vorher in Paris im Laboratorium von Félix d'Hérelle, dem Entdecker der Bakterienviren, isoliert worden war. Sein vergleichsweise kleines ringförmiges Genom besteht aus einzelsträngiger DNA. In Gegenwart von Kornbergs Polymerase kann daraus in Gegenwart geeigneter biochemischer Vorläufer doppelsträngige DNA entstehen, die sich in der Tat als infektiös herausstellte. Die Medien haben damals von einer »allerersten Synthese von Leben im Reagenzglas« geschwärmt.

1977 konnten Frederick Sanger und sein Team das Genom dieses Virus sequenzieren, mit anderen Worten die Reihenfolge seiner DNA-Bausteine bestimmen. Insgesamt waren es 5386 Nukleotide. Sanger erhielt für diese Meisterleistung den Nobelpreis für Chemie für das Jahr 1980, seinen zweiten, nachdem er schon gut 20 Jahre zuvor, 1958, ausgezeichnet worden war, damals für die Strukturaufklärung von Insulin. Heute ist die Sequenzierung von DNA Routine, damals war es eine Meisterleistung, ein Genom von knapp 5400 DNA-Bausteinen zu entschlüsseln. Man brauchte anfangs für 150 Bausteine ein Vierteljahr, damals eine Leistung in der Größenordnung einer Diplomarbeit. Wie in Kapitel 1 beschrieben, war es deswegen so zeitraubend, weil die für die enzymatische DNA-Synthese benötigten Vorläufer damals noch nicht kommerziell erhältlich waren. Seit dieser erfolgreichen Sequenzbestimmung durch Sanger wird das PhiX174-Genom bis heute als positive Kontrolle für die Einstellung und Kalibrierung neuer Sequenzen und Sequenzierungsmethoden verwendet.

Im Jahre 2003 gelangte PhiX174 noch einmal zu Weltruhm, als es Craig Venter gelang, das PhiX174-Genom aus rein synthetisch hergestellten DNA-Stücken zusammenzubauen. Natürlich hatte auch dies keine praktische Bedeutung, aber die erfolgreiche chemische Synthese ist ein Beweis, um nicht zu sagen der Beweis dafür, dass das künstliche Molekül dieselbe Struktur hat wie das echte. Auch in der klassischen synthetischen Chemie war und ist immer noch die chemische Synthese der endgültige Beweis dafür, dass man die richtige Struktur vor Augen hat, so wie beim Vitamin B_{12}.

Von Craig Venter sollte die Welt in den kommenden Jahren immer wieder hören. Im Mai 1995 publizierten er und seine Kollegen aus dem von ihm gegründeten »The Institute for Genome Research« (TIGR) die erste Sequenz eines Bakteriums, nämlich von *Haemophilus influenzae*, auch *H. flu* genannt. Er hatte zu diesem Zweck eine neue Technologie entwickelt, das sogenannte »shot-gun« oder auf Deutsch Schrotschuss-Sequenzieren. Man zerlegt ein Genom in Tausende kleine Fragmente, die als Gemische sequenziert werden und deren Sequenzen man anschließend mithilfe einer geeigneten Software wieder zu einem Genom zusammenbaut. Wenige Jahre später, genauer gesagt im Juni 2000, präsentierte Venter zusammen mit Präsident Bill Clinton und seinem Konkurrenten Francis Collins, dem heutigen Direktor der US-Gesundheitsinstitute (National Institutes of Health), auf einer Pressekonferenz im Weißen Haus eine erste, wenn auch nur vorläufige Sequenz des menschlichen Genoms. Bei *H. flu* waren es 1,8 Millionen Bausteine, genauer 1830137, beim menschlichen Genom an die drei Milliarden. An diesen Zahlen wird deutlich, dass man in der Anfangsphase nicht gleich mit der DNA bakteriellen oder gar menschlichen Ursprungs arbeiten konnte, sondern sich erst einmal mit kleineren Modellsystemen begnügen musste.

Bei allem Erfolg dieser Phagen-DNA-Modelle war schon Ende der 60er-Jahre klar, dass es auf Dauer hierbei nicht bleiben konnte. Stattdessen begann man zunehmend auf Modelle zu setzen, die sich in höheren Zellen vermehren und dort ihre Wirksamkeit entfalten, mit dem Ziel, dabei auch etwas über die Funktion und Arbeitsweise höherer Zellen zu lernen. Insofern war es eine glückliche Fügung, dass zu den Treffen bei Arthur Kornberg immer auch andere Wissenschaftler stießen, dazu gehörte Paul Berg. Berg hatte lange mit Kornberg in St. Louis zusammengearbeitet und ging dann mit ihm nach Stanford, um ihm dort beim Aufbau des Departments zu helfen. Dort angekommen entschied er sich bald, im Umfeld der Biologie höherer Zellen zu arbeiten. Zu diesem Zweck ging er für ein paar Monate zu Renato Dulbecco, damals am Salk Institute for Biological Studies in La Jolla, Kalifornien, um dort die Züchtung des Polyomavirus beziehungsweise von SV40 zu lernen. Das Salk Institute war allerdings nur eine Zwischenstation in seiner Karriere. Vorher hatte er unter anderem am California Institute of Technology, kurz Caltech, gearbeitet, wo er von Max Delbrück, von dem wir noch hören werden, das Arbeiten mit Viren erlernte, darunter nicht nur mit Bakterienviren, sondern später auch mit den beiden Tumorviren Polyoma und SV40.

Beide, Polyoma und SV40, sind Viren mit einem DNA-Genom und vermehren sich sehr effizient in Mäuse- beziehungsweise Affennierenzellen. Allerdings war es ziemlich trickreich, sie zu züchten, denn dafür sind komplex zusammengesetzte Kulturmedien nötig. Das Wissen dazu beherrschten seinerzeit nur wenige Wissenschaftler, darunter auch Marguerita Vogt. Sie war die jüngste Tochter von Oskar und Cécile Vogt-Mugnier, die nicht zuletzt dadurch als Neurophysiologen berühmt wurden, dass sie 1923 von Stalin den Auftrag erhielten, Lenins Gehirn zu analysieren. Die Eltern Vogt waren international so bekannt und angesehen, dass die Rockefeller-Stiftung ihnen 1929 1,4 Millionen Reichsmark als Beitrag für einen Neubau ihres Instituts in Berlin-Buch stiftete, mehr als der preußische Staat und die Kaiser-Wilhelm-Gesellschaft zusammen. Als ich als Mitglied einer Arbeitsgruppe des Wissenschaftsrats 1990 nach Buch kam, um die dortigen Institute der DDR-Akademie der Wissenschaft zu evaluieren, fand ich neben dem Haupteingang, verborgen hinter sehr viel Efeu, ein Hinweisschild auf die Rockefeller-Stiftung als Mitstifter dieses Instituts. Irgendwie hatte es die Jahrzehnte des Nationalsozialismus, des Zweiten Weltkriegs und auch der DDR-Zeit überstanden.

Vogt emigrierte 1950 in die USA, wo sie am Caltech auf Renato Dulbecco traf und dort die Zellkulturarbeiten begann, auf deren Basis man dann später das Poliovirus züchten konnte. Bei meinen Besuchen in Stanford, wo sie gelegentlich bei Paul Berg eingeladen war, wurde mir klar, dass sie gewissermaßen einen »grünen Daumen« für Zellkulturen hatte. Noch Ende der 60er-Jahre waren solche Arbeiten nicht einfach, zumal mit den damaligen Methoden, aber es war die Front der Forschung.

Fünfundzwanzig Jahre nach den Judenverfolgungen in Deutschland war dieses furchtbare Kapitel der Geschichte noch immer präsent, durch viele Kolleginnen und Kollegen, die damals geflüchtet waren. Dazu gehört auch Peter Reichard, der Direktor des Medizinischen Nobelinstituts des Karolinska-Instituts in Stockholm, wo ich ein paar Jahre gearbeitet habe. Reichard stammte ursprünglich aus Wiener Neustadt, musste nach dem Anschluss Österreichs im Jahre 1939 emigrieren und begann in Schweden eine Karriere als Biochemiker. In meinen bald drei Jahren am Karolinska-Institut habe ich mich mit ihm ausschließlich in englischer Sprache unterhalten. Am allerletzten Tag vor meiner Abreise nach Köln lud er mich zu sich nach Hause ein, wo wir mit seiner alten Mutter zusammen zu Abend aßen. Sie sprach kein Englisch und kaum Schwedisch, sodass ich Peter Reichard zum ersten Mal fließend Deutsch sprechen hörte. Die schreckliche deutsche Geschichte wurde mir damals immer wieder, meist indirekt, in Erinnerung gerufen, ob in Zürich, Berkeley oder in Stockholm.

Fast jedes Jahr nach den Nobelfeierlichkeiten am 10. Dezember verbrachte Peter Reichard die folgenden drei Monate in Stanford bei Arthur Kornberg, um sich dort seinen eigenen Arbeiten über die Biochemie der Vorläufer der DNA-Synthese zu widmen. Im Mittelpunkt stand dabei die Frage, wie der Organismus es fertigbringt, die vier Bausteine der DNA, die bei der Synthese der Erbsubstanz gebraucht wurden, immer in den richtigen Mengen zur Verfügung zu stellen. Ich selbst habe

Reichard in Stanford mehrere Male getroffen, mich mit ihm angefreundet und seine Einladung angenommen, nach der Zeit bei Nook Barker zu ihm zu einem weiteren Postdoktorat am Medizinischen Nobelinstitut des Karolinska-Instituts in Stockholm zu kommen.

Dort habe ich begonnen, mit Polyomaviren zu arbeiten. Sie haben ein doppelsträngiges ringförmiges DNA-Genom, ähnlich groß wie das von PhiX174, dem bereits erwähnten Bakteriophagen. Mit Polyomaviren und Mäusezellen sind wir damals der Frage nachgegangen, wie sich die DNA des Virus genau vermehrt. Wir haben ein System aus Zellkernen infizierter Zellen entwickelt, das wir detailliert biochemisch untersuchen konnten. Mit intakten Zellen wäre das nicht möglich. Damals haben wir herausgefunden, dass die virale DNA nicht im Ganzen zusammengebaut wird. Vielmehr entstehen zunächst kleine, etwa 200 Bausteine lange Stücke, die erst später zu den langen DNA-Strängen des eigentlichen Genoms zusammengefügt werden. Damit konnten wir beweisen, dass die Synthese viraler DNA im Zellkern bei höheren Organismen genauso abläuft wie beim Bakterium E. coli. Die Fragmente hatten als Erste japanische Molekularbiologen entdeckt, eben bei E. coli. Die Viren haben uns damals als Modellsysteme gedient, um grundlegende Prozesse der Zellbiologie zu verstehen, zum Beispiel die Kontrolle der Zellteilung und die Entstehung von Krebs. Es war eine extrem spannende Zeit, in der sich mithilfe der Biochemie an Viren nach und nach wichtige Erkenntnisse für Krankheiten beim Menschen ergaben.

Die Arbeiten mit Viren habe ich dann ab 1973 am Institut für Genetik der Universität Köln im Labor von Walter Doerfler an einem anderen Modellsystem, dem der Adenoviren, fortgesetzt. Doerfler war vor seiner Berufung nach Köln an der Rockefeller University in New York tätig und wurde vor allem durch seine Arbeiten mit krebserregenden Adenoviren bekannt. Adenoviren sind etwas größer als Polyomaviren, ebenfalls mit doppelsträngiger DNA, aber einem linearen statt einem ringförmigen Genom. Medizinisch gesehen sind sie recht bedeutungslos und erzeugen bestenfalls leichte Erkältungen. Sie erschienen uns damals als das noch bessere Modellsystem für das Studium der DNA-Synthese, da ihre Genome wesentlich größer und komplexer sind als die des vergleichsweise kleinen Polyomavirus und auch technisch leichter zugänglich.

Das Kölner Institut für Genetik war gut zehn Jahre vorher von Max Delbrück nach dem Muster eines amerikanischen Departments gegründet worden. Für deutsche Verhältnisse war das ungewöhnlich, weil es nicht nur einen, sondern fünf gleichberechtigte Institutsdirektoren gab, die in verschiedenen Fächern tätig waren, von der Virusforschung über die Immunologie bis hin zur Bakteriengenetik. Das machte es leichter, auch einmal über die Grenzen der Disziplinen zusammenzuarbeiten. Delbrück selbst war als Physiker ausgebildet, er hatte bei den großen Physikern Niels Bohr in Kopenhagen, Wolfgang Pauli in Zürich und Lise Meitner in Berlin gearbeitet. Dort initiierte er einen Gesprächskreis, dem auch der russische Genetiker Nikolai Timofeeff-Ressowski angehörte, seit 1924 Direktor am Kaiser-Wilhelm-Institut für Hirnforschung in Berlin.

Delbrück ging es seinerzeit um die stoffliche Natur der Gene. Dazu versuchte er, erst einmal herauszufinden, wie physikalisch stabil die Moleküle sind, die den Genen zugrunde liegen. Damals war schon bekannt, dass Gene zwar ziemlich stabil sind, sich aber unter Umständen doch verändern können. So hatte man bei der Taufliege beobachtet, dass sie spontan neue Eigenschaften annehmen kann. Beispielsweise können Taufliegen, die normalerweise rote Augen haben, gelegentlich auch weiße Augen entwickeln. Solche spontanen Veränderungen oder Mutationen, wie sie auch genannt werden, sind selten. Durch Röntgenstrahlen aber lässt sich ihre Häufigkeit signifikant erhöhen. Das war ungefähr alles, was man über Gene damals wusste. Da es möglich war, durch Röntgenstrahlen dieselben Mutationstypen zu erzeugen, die auch natürlich auftreten, schloss Delbrück, dass in beiden Fällen dieselben Moleküle beteiligt sein mussten.

Zu dritt schrieben dann Delbrück, Timofeeff-Ressowski und Karl Günter Zimmer, ein Radiologe und ebenfalls tätig am Kaiser-Wilhelm-Institut für Hirnforschung, im Jahre 1935 eine berühmt gewordene Arbeit, in der sie zu dem Schluss kommen, dass Mutationen durch »Umlagerungen innerhalb eines Atomverbandes« entstehen. »Es liegt nahe, sich das Gen als diesen Atomverband vorzustellen. Diese Vorstellung erfüllt die genetische Forderung, sich das Gen als eine normalerweise weiter nicht einteilbare und in ihrem Benehmen weitgehend autonome Einheit zu denken.« Das klingt heute vielleicht banal; man darf aber nicht vergessen, dass dies geschrieben wurde, lange bevor das Gen überhaupt als DNA charakterisiert worden war. Doch nicht nur das: Es war der gelungene Versuch, Physik und Biologie zusammenzuführen und auf eine gemeinsame Grundlage zu stellen. Im Grunde war diese Arbeit die Geburtsstunde der Molekularen Biologie.

Als ich im Winter 1972/73 an dem ungewöhnlichen Institut in Köln ankam, war Delbrück schon längst nicht mehr Direktor, aber doch immer noch präsent. Am Tage meiner Ankunft saß er in dem für mich vorgesehen Raum an meinem zukünftigen Schreibtisch und begrüßte mich dort mit der Frage: »Warum arbeiten Sie mit Viren?« Es entspann sich daraus eine längere, über Tage andauernde Diskussion über seine eigenen Arbeiten mit Bakterienviren und über die Frage nach der Natur und Struktur des Gens, die damals nicht beantwortet war. Ihm leuchtete ein, dass Adenoviren vielleicht ein gutes System sein könnten, besser jedenfalls als die Bakteriophagen, um dieser Frage nachzugehen.

So ist es denn auch gekommen. Damals gab es fünf Laboratorien in der Welt, die sich den Grundsatzfragen im Zusammenhang mit der Wirkung von Genen höherer Zellen im Adenovirus-System annahmen. Neben unserem in Köln waren das Einrichtungen in Uppsala, Utrecht, Cold Spring Harbor auf Long Island und am Massachusetts Institute of Technology (MIT), also eine Menge Konkurrenz. In Cold Spring Harbor, dem Labor von Jim Watson, und am MIT arbeitete man an dem Problem der Bildung der Boten-RNA. Das ist die Form viraler Erbsubstanz, die jetzt bei den Impfstoffen gegen Covid-19 zum Einsatz kommt. Boten-RNA wird im Zellkern produziert und dann »irgendwie« aus dem Kern heraus in das Zellinnere transportiert. Denn dort – und eben nicht im Zellkern – befindet sich die zelluläre Maschinerie, die sogenannten Ribosomen, die die Boten-RNA in Proteine übersetzt.

Es stellte sich heraus, dass die aus dem Zellkern ins Zellinnere transportierte RNA nicht einfach von den jeweiligen DNA-Regionen abgelesen wird und deswegen dieselbe Abfolge von Nukleinsäuren hat, sondern dass sie an ihrem Ende ein Stück RNA enthält, das von einem ganz anderen DNA-Abschnitt stammt. Der Bereich zwischen dem Gen und diesem kurzen Stück muss also auf dem Wege zur Boten-RNA herausgeschnitten worden sein. Dies führte zur der Schlussfolgerung, dass die Gene des Virus in Stücken angelegt sind, die auf dem Wege zur Boten-RNA zunächst in eine exakte RNA-Kopie gelesen werden, die aber noch bearbeitet werden muss, um in ihrer verkürzten Form als Boten-RNA zu fungieren. In Analogie zur Sprache der Segler, die beim Zusammenfügen von Tauen den Begriff des »Spleißens« verwenden, spricht man hier vom Spleißen der RNA.

Kurz nach diesen Beobachtungen wurde bekannt, dass auch die Gene von Zellen, nicht nur die der Viren, in Stücken vorkommen und bei dem Ableseprozess, der zur Boten-RNA führt, erst noch zusammengespleißt werden müssen. Das war eine extrem überraschende Entdeckung, die den beiden Virologen vom MIT und aus Cold Spring Harbor, Philip Sharp und Richard Roberts, den Nobelpreis für Medizin des Jahres 1993 brachte. Auch hier hatten wieder Viren als Modellsysteme für zentrale Prozesse lebender Zellen gedient. Heutzutage braucht man für die Beantwortung von Fragen zur Genstruktur nicht mehr den Umweg über Viren, denn heute werden Gene einfach als Ganzes gelesen, und zwar schnell. Selbst für das menschliche Genom mit seinen drei Milliarden Bausteinen benötigen moderne Sequenzapparate nur wenige Stunden.

Viren sind deshalb nicht obsolet geworden, im Gegenteil, sie erweisen sich in vielen Situationen als außerordentlich nützlich, beispielsweise bei genetischen Therapien oder auch dem Editieren von Genomen, also dem »Umschreiben« von Genen. Das Thema Gentherapie steht schon lange auf der Agenda von Medizinern und Molekularbiologen. Es geht darum, genetische Defekte, die Erbkrankheiten verursachen, zu korrigieren. Zu den häufigsten, wenn auch immer noch sehr seltenen Erbkrankheiten gehören beispielsweise die Bluterkrankheit, die Mukoviszidose sowie die Duchenne'sche Muskeldystrophie. Auf den ersten Blick klingt es einfach, die zugrunde liegenden Fehler im Erbgut zu beseitigen. Genetisches Material muss in Zellen, deren Genome Mutationen tragen, eingebracht und im Zellinneren derart aktiviert werden, dass statt eines »falschen« Proteins seine »richtige« Variante oder vielleicht gar kein Protein produziert wird. Aber so einfach ist es nicht. Am Anfang, in den frühen 90er-Jahren, war man viel zu euphorisch, obwohl eigentlich allen Beteiligten hätte klar sein müssen, dass Eingriffe in den Stoffwechsel weder einfach noch kompliziert, sondern höchst komplex sind.

Viren scheinen prädestiniert zu sein, um Gene in die Zellen höherer Organismen einzuschleusen, da sie auch normalerweise Erbgut in ihre Wirtszellen hineintransportieren. Man spricht von Vektoren. Heutzutage benutzt man für gentherapeutische Versuche vor allem Adeno-assoziierte Viren (AAVs) und Lentiviren. Adeno-assoziierte Viren wurden ursprünglich als Verunreinigungen in Adenovirus-Präparationen entdeckt. Sie sind viel kleiner als Adenoviren und benötigen daher adenovirale Proteine, um sich zu vermehren. Sie haben aber den Vorteil, dass sie keine Krankheitserreger sind und ihr Genom in der Regel nicht in das Genom der Wirtszelle integrieren. Wenn sie es doch tun, dann nur sehr selten, aber spezifisch, nämlich an einer bestimmten Stelle auf dem menschlichen Chromosom 19. Das lässt sich dann sehr leicht nachprüfen. Mindestens einer der diversen AAVs kann die sogenannte Blut-Hirn-Schranke durchdringen, was ihn zur Behandlung von genetischen Defekten in Zellen des Gehirns prädestiniert. Die Blut-Hirn-Schranke ist ein Membransystem, das den Blutkreislauf vom Zellsystem des Gehirns abgrenzt und dieses so vor toxischen Stoffwechselprodukten im Blut schützt.

AAV-Vektoren haben den Nachteil, dass sie sehr klein sind. Nur etwa 5000 Basenpaare passen in ein AAV-Partikel hinein. Manche Gene sind aber sehr viel größer, beispielsweise das Dystrophin-Gen. Mutationen in diesem Gen führen dazu, dass Muskeln schrumpfen; es handelt sich um die sogenannte Duchenne'sche Muskeldystrophie. Sie befällt etwa einen von 3500 neugeborenen Jungen, und zwar ausschließlich männliche Neugeborene, weil das Dystrophin-Gen auf dem X-Chromosom liegt, von dem Männer, im Unterschied zu Frauen, bekanntlich nur eine Kopie tragen. Im Prinzip könnte man den Defekt beheben, indem man ein intaktes Dystrophin-Gen in die Zellen einbringt. Das Dystrophin-Gen ist aber eines der größten Gene überhaupt, mit gut zwei Millionen DNA-Bausteinen. Die zugehörige Boten-RNA oder mRNA ist nur noch 14 000 Bausteine groß, was immer noch mehr ist als die 5000 Bausteine, die in ein AAV-Partikel hineinpassen. Man hat daher ein Mikro-Dystrophin-Gen konstruiert, das nur noch diejenigen Bereiche des natürlichen Gens enthält, die tatsächlich biologisch aktiv sind. Die Krankheit ist es wert, auch solche Umwege zu gehen, am Ende geschah dies übrigens mit Erfolg.

Um ein defektes Gen zu korrigieren, injiziert man eine richtige Version des betreffenden Gens samt Vektor direkt in die entsprechenden Zelltypen, also beispielsweise in Muskelgewebe. Dabei handelt es sich um ausdifferenzierte Zellen, die sich nicht mehr teilen. Das eingebrachte Gen wird daher nicht durch Zellteilung ausgedünnt, anders bei der Therapie mit sogenannten Stammzellen, die außerhalb des Organismus verändert, vermehrt und dann wieder dorthin zurückgeführt werden. Dafür braucht man Vektoren, die in das Genom integrieren. Die integrierte Version wird dann vom Genom als normales Gen behandelt und teilt sich zusammen mit all den anderen Genen einer Zelle. So wird verhindert, dass das therapeutische Gen gewissermaßen ausgedünnt wird und nicht mehr wirkt. In diesen Fällen verwendet man eine besondere Klasse von Retroviren, die sogenannten Lentiviren. Zu diesen gehört übrigens auch das HI-Virus. Aber natürlich verwendet man in der Gentherapie abgeänderte, mutierte Varianten, denn sonst käme man vom Regen in die Traufe.

Eine der Krankheiten, für die dringend ein gentherapeutischer Ansatz gesucht wird, ist die Sichelzellanämie. Schon vor bald 70 Jahren hat Linus Pauling, Träger der Nobelpreise für Chemie und Frieden, die molekulare Ursache dieser schweren, durch eine Mutation in einer der beiden Eiweißketten des Hämoglobins, des roten Blutfarbstoffs, ausgelösten Krankheit herausgefunden. Mit einer Therapie, die an die Wurzeln der Krankheit geht, hapert es jedoch bis heute. Es wird vermutet, dass die Sichelzellanämie aus Regionen Afrikas stammt, in denen Malaria regional gehäuft auftritt. Der Malaria-Erreger befällt die roten Blutkörperchen. Die Sichelzellanämie hat sich wahrscheinlich deshalb als Mutante durchgesetzt, weil sie den Betroffenen eine gewisse Resistenz gegen Malaria verleiht und damit einen evolutionären Vorteil verschafft hat. Durch den Sklavenhandel gelangte die Krankheit über die Karibik in die USA. Dort schätzt man die Zahl der Sichelzellpatienten derzeit auf knapp 100 000. Im südlichen Afrika jedoch werden jährlich an die 300 000 Kinder mit Sichelzellanämie geboren, von denen etwa 90 Prozent vor dem fünften Geburtstag sterben.

Obwohl es sich um einen »einfachen« molekularen Defekt handelt, einen einfachen Tausch einer einzigen Aminosäure, verläuft die Krankheit sehr unterschiedlich. Das hat damit zu tun, dass der Blutfarbstoff an vielen Stellen im menschlichen Stoffwechsel eine Rolle spielt. Ideal wäre deswegen, mit einer Gentherapie bei den Stammzellen des blutbildenden Systems anzusetzen. Die relevanten Stammzellen würden aus dem Blut isoliert, ihre Mutation korrigiert und die so behandelten Zellen wieder in den Organismus zurückgeleitet. Da es sich um körpereigene Zellen handelt, werden sie nicht abgestoßen.

Das klingt einfach, ist es aber nicht. Die Probleme beginnen schon damit, dass man die Stammzellen aus dem Knochenmark isolieren muss. Dazu muss man den Patienten anästhesieren und mehrfach punktieren. Außerdem ist es wichtig, wenn nicht gar entscheidend, in den behandelten Zellen die Menge an Blutfarbstoff genau einzustellen. Zu viel Blutfarbstoff ist schlecht, ebenso wie zu wenig. 2017 gab es erste klinische Erfolge bei einer Stammzelltherapie von Sichelzellanämie mittels Lentiviren. Mehrere Therapieansätze sind derzeit in klinischen Prüfungen. Es hat lange gedauert, bis die Gentherapie in Gang gekommen ist, aber nun nimmt sie Fahrt auf, nicht zuletzt dank der Entwicklung besserer viraler Vektoren.

Es müssen aber oft nicht ganze Gene ausgetauscht werden, sondern es reicht auch der Austausch bestimmter Genabschnitte, gegebenenfalls sogar nur einzelner Bausteine. Eine Methode, das sogenannte Gen-Editieren, steht erst seit Neuestem zur Verfügung. Sie basiert auf einem adaptiven Immunsystem von Bakterien, die dieses zur Abwehr von Infektionen durch Bakterienviren, der Bakteriophagen, nutzen.

Was haben Bakteriophagen mit der Behandlung von Infektionskrankheiten oder gar dem Editieren von Genomen zu tun? Bakteriophagen sind Viren, die Bakterien infizieren und töten können, und nur diese. Auf Zellen höherer Organismen wirken sie nicht. Es gibt mindestens so viele Phagen wie Bakterien – das heißt, jede Menge. Wenn wir an unser Mikrobiom denken, also die Bakterien, mit denen wir koexistieren, dann sprechen wir von 100-mal mehr Bakterien, als wir Körperzellen besitzen. Die entsprechenden Viren sind sehr spezifisch für eine bestimmte Sorte Bakterien, also beispielsweise Salmonellen, Kolibakterien, Streptokokken oder was sonst noch an Bakterienspezies im Darm oder in anderen Organen und Körperöffnungen, etwa den Augen, existiert. Das wirft sofort zwei Fragen auf: Wie überleben die Bakterien in Gegenwart »ihrer« Viren? Und ließen sich Phagen verwenden, um Erbkrankheiten oder bakterielle Infektionen gezielt zu behandeln?

Bakterien haben in der Tat ein adaptives Immunsystem, das unter dem Namen CRISPR bekannt ist. CRISPR ist die Abkürzung für »Clustered Regularly Interspaced Short Palindromic Repeats«; zu Deutsch etwa »kurze, in regelmäßigen Abständen wiederkehrende palindromische Wiederholungen«. Palindrome sind Worte, die von rechts nach links oder von links nach rechts gelesen den gleichen Sinn ergeben, wie die Worte Otto oder Reliefpfeiler. Im konkreten Fall der DNA handelt es sich um Sequenzabschnitte auf dem bakteriellen Genom, die etwa 30–35 Bausteine lang sind und in einem Abstand von bis zu 70 Bausteinen auf bakteriellen Genomen gefunden werden. Ihre Funktion blieb zunächst rätselhaft, bis man herausgefunden hat, dass sie auch auf den Genomen von Phagen vorkommen. Aber diese merkwürdige Beobachtung brachte noch nicht des Rätsels Lösung. Dazu bedurfte es der Entdeckung der eigentlichen »Genschere«, der Cas-Nuklease, der CRISPR-assoziierten Nuklease.

Nukleasen sind Enzyme, die den Doppelstrang der DNA schneiden können. Von ihnen gibt es viele. Diese spezielle Version aber erkennt die CRISPR-Sequenz und dazu noch zwei kurze RNA-Moleküle, von denen eines komplementär zu einer Sequenz im Zwischenraum zwischen den CRISPR-Bereichen ist. Der Komplex aus Protein und den zwei RNA-Molekülen – man spricht von guide-RNAs – sucht nun entlang der eindringenden Phagen DNA, bis er eine solche komplementäre Sequenz findet, an der dann die Cas-Nuklease die virale DNA auseinanderschneidet. Dadurch wird sie biologisch inaktiv. Zwei Wissenschaftlerinnen, Emmanuelle Charpentier und Jennifer Doudna, haben im Jahre 2012 diese Beobachtung derart weiterentwickelt, dass heute jede beliebige DNA an jeder gewünschten Stelle in einer Zelle beliebiger Herkunft geschnitten werden kann, um an den Schnittstellen einen oder mehrere DNA-Bausteine auszutauschen.

Im Fall der Duchenne-Muskelkrankheit, bei der ein Dystrophin-Gen defekt ist, geht man nun so vor: Man füllt ein AAV-Partikel sowie eine geeignete guide-RNA mit der erwähnten Cas-Nuklease, die im Umfeld der Mutation schneidet, und injiziert diese Partikel in die Muskeln. Das ist bislang unter anderem bei Schweinen gelungen, deren Erbgut man vorher so verändert hatte, dass es eine für Duchenne charakteristische Mutation vorwies. Auf diese Weise ist es gelungen, in diesem Tiermodell die Krankheit zwar nicht zu heilen, aber in ihrem Verlauf abzuschwächen. Die Hoffnung ist groß, diesen Ansatz in Zukunft auch beim Menschen anwenden zu können.

Die CRISPR-Cas9-Technologie und einige inzwischen entwickelte Verbesserungen haben die biologische Grundlagenforschung grundlegend verändert, jedenfalls überall dort, wo sie mit dem Erbmaterial zu tun hat. Sie hat den beiden Wissenschaftlerinnen weltweiten Ruhm eingetragen und im Jahre 2020 sogar den Nobelpreis für Chemie. Aber das Editieren von Genomen ruft auch Kritik hervor, insbesondere wenn das Erbgut menschlicher Zellen verändert wird.

Kontrovers diskutiert wird in erster Linie die Forschung an menschlichen Embryonen. Wenn man sie genetisch verändert, könnte es im Prinzip gelingen, Erbkrankheiten an ihrer Wurzel zu behandeln, also nicht mehr nur in Zellen bereits erwachsener Patienten, sondern eben an der Quelle des Menschseins, der Entstehung eines ganzen Menschen. Man könnte, so die Befürchtung, auch den Menschen verbessern, vor allem im Hinblick auf gewisse höhere kognitive Eigenschaften wie Gedächtnis, Intelligenz oder Musikalität, aber auch auf Muskelaufbau und

Lebenserwartung. Etwa drei Jahre nach der Erfindung von CRISPR-Cas9 mehrten sich die Sorgen, dass diese Technologie bald auch bei menschlichen Embryonen eingesetzt werden könnte. So kam es im Januar 2015 auf Initiative von Jennifer Doudna zu einer kleinen Konferenz im kalifornischen Napa, auf der dieses Problem thematisiert wurde. Die Teilnehmer unter dem Vorsitz des Nobelpreisträgers David Baltimore empfahlen unter anderem, das Editieren von menschlichen Genomen einer breiteren Öffentlichkeit bekannt zu machen und für den Dezember 2015 eine Konferenz in Washington, D.C., einzuberufen.

Ich selbst war Mitglied einer international zusammengesetzten Arbeitsgruppe, die diese Konferenz unter der Federführung von drei Wissenschaftsakademien vorbereitete, der amerikanischen Nationalen Akademie der Wissenschaften, der britischen Royal Society und der chinesischen Akademie der Wissenschaften. Mit von der Partie war auch die damalige Vizepräsidentin unserer Nationalen Akademie der Wissenschaften Leopoldina, Bärbel Friedrich. Die Konferenz endete mit einem Kommuniqué, in dem festgehalten wurde, zunächst einmal Sicherheit und Wirksamkeit des Verfahrens zu prüfen und für jede einzelne Anwendung einen breiten Konsens zu suchen. Mit einem Wunsch nach einem Moratorium solcher Versuche ist die Leopoldina zunächst nicht durchgekommen.

Bei einer zweiten Konferenz, genau drei Jahre später, im November 2018, kam es dann zu einem Eklat. Kurz nach unserer Ankunft in Hongkong wurde bekannt, dass am kommenden Tag ein junger chinesischer Wissenschaftler mit Namen He Jiankui, Professor an der Universität von Shenzen unweit von Hongkong, über die Geburt zweier CRISPR-Babys sprechen würde. Im Auditorium befanden sich am Morgen des 28. November 2018 in einem der größten Hörsäle der Universität gefühlt mehr Reporter und Fernsehteams als Konferenzteilnehmer. Man hatte He Jiankui eine Stunde Zeit gegeben, in der er dann tatsächlich über die genetisch veränderten Zwillinge Lulu und Nana sprach und anschließend auch Fragen der Teilnehmer beantwortete.

Rein wissenschaftlich gesehen war es sein Plan, in die Genome dieser Babys eine Mutation einzuführen, von der bekannt ist, dass sie zu einer

Resistenz gegen das HI-Virus führt. Schon nach den ersten Daten, die er präsentierte, war klar, dass ihm dies nicht gelungen war. Im Gegenteil, er hatte Sequenzabschnitte um diesen Genort herum ausgeschnitten, deren genaue Funktion unbekannt war und bis heute ist. Nach Hes Auftritt kam es zu sehr kritischen Stellungnahmen, auch von chinesischer Seite. Uns allen war klar, dass ein solches Experiment unverantwortlich, unethisch und gefährlich war, denn inwieweit die Genome der beiden Zwillinge geschädigt waren, konnte niemand wissen, selbst He nicht. Hoffen wir, dass die beiden ein einigermaßen gesundes Leben führen können. He verschwand sehr schnell nach seinem Auftritt. Er wurde später zu drei Jahren Gefängnis verurteilt, ein Urteil, mit dem er wohl nie gerechnet hätte.

Die Nachbeben dieses Ereignisses beschäftigen die Gemeinschaft der Wissenschaftlerinnen und Wissenschaftler bis heute. Im März 2019 kam es zu einem Aufruf von insgesamt 18 Wissenschaftlerinnen und Wissenschaftlern, darunter alle deutschen Mitglieder der Leopoldina, die in Hongkong dabei waren: die Medizinethikerin Bettina Schöne-Seiffert aus Münster, die bereits erwähnte Bärbel Friedrich und ich selbst. Wir haben in einem Brief an die Zeitschrift *Nature* gefordert und begründet, dass es für solche Versuche ein globales Moratorium geben sollte. Inzwischen wurde bekannt, dass es in der Tat bei der Anwendung von CRISPR-Cas9 an menschlichen Embryonen zu Chromosomenschäden oder Umlagerungen kommen kann. Inwieweit dies auf die Genome der beiden chinesischen Zwillinge zutrifft, ist nicht bekannt.

Die Entwicklung von CRISPR-Cas9 zeigt, wie interdisziplinär und komplex die Wege der modernen Biologie geworden sind. Virale Vektorsysteme, also AAV oder Lentiviren, ermöglichen es, zusammen mit den beschriebenen Elementen eines bakteriellen Immunsystems menschliche Erbkrankheiten zu behandeln. Für viele stellt dies die neue Waffe im Kampf nicht nur gegen Erbkrankheiten, sondern auch gegen Krebs und andere Volkskrankheiten dar. Es gibt zahllose andere Beispiele als die hier beschriebenen, die aber (fast) alle noch in klinischen Prüfungen sind. Diese verschlungenen Wege zu gehen braucht Zeit, unendlich viel Geduld und auch Geld, vor allem aber die Einsicht, dass

Fortschritte dieser Art nur mit einem langen Atem und großen Investitionen in die Grundlagenforschung zu haben sind. Wer hätte gedacht, dass die Entdeckung der Boten-RNA sich jemals in der Entwicklung von Impfstoffen oder der Heilung von HIV verwenden ließe?

Bakterien und ihre Viren beeinflussen sich gegenseitig, beispielsweise wie beschrieben über adaptive Immunsysteme, was dann auf vielen Umwegen zur Entwicklung der Gentechnik und des Genom-Editierens geführt hat. Bakterienviren können aber auch sehr direkt in der Therapie von Infektionskrankheiten eingesetzt werden. In geeigneter Form angewandt, töten sie ihre Wirtszellen – eigentlich der Normalfall.

Der zu Anfang dieses Kapitels erwähnte Félix d'Hérelle war der Erste, der 1917 diesen Gedanken aufgriff, um mit Ruhr infizierte Soldaten aus dem Ersten Weltkrieg zu behandeln; mit gewissem Erfolg. Mit der Entdeckung der Antibiotika geriet diese Therapiemöglichkeit jedoch in Vergessenheit, außer in der Sowjetunion, wo eine Antibiotikatherapie oft an der mangelnden Verfügbarkeit von Devisen zum Kauf der meist im Westen produzierten Antibiotika scheiterte. Seit dem Zusammenbruch der Sowjetunion ist man jedoch auch im Westen wieder auf die Bakteriophagen als Mittel im Kampf gegen Bakterien aufmerksam geworden, im Besonderen gegen solche, die multiple Resistenzen besitzen, wo also Antibiotika unwirksam sind. Eine allgemeine Zulassung von Phagen-Therapien scheitert jedoch oft daran, dass die Phagen extrem spezifisch sind und immer nur gegen ein bestimmtes Bakterium wirken. Sie müssen also in der Regel für die spezifischen Bedürfnisse eines oder weniger Patienten entwickelt werden, ein Extremfall personalisierter Medizin. Nachdem es seit wenigen Jahren aber ähnliche, hochspezifische Anwendungen der personalisierten Medizin gibt, wie beispielsweise die CAR-T-Zell-Therapie für die Behandlung ausgewählter Tumoren, ist es denkbar, dass die Zulassungsbehörden für solche personalisierten Therapien entsprechende Szenarien entwickeln. So bleiben die Viren nützliche Vehikel für viele Anwendungen in der Human- und Tiermedizin.

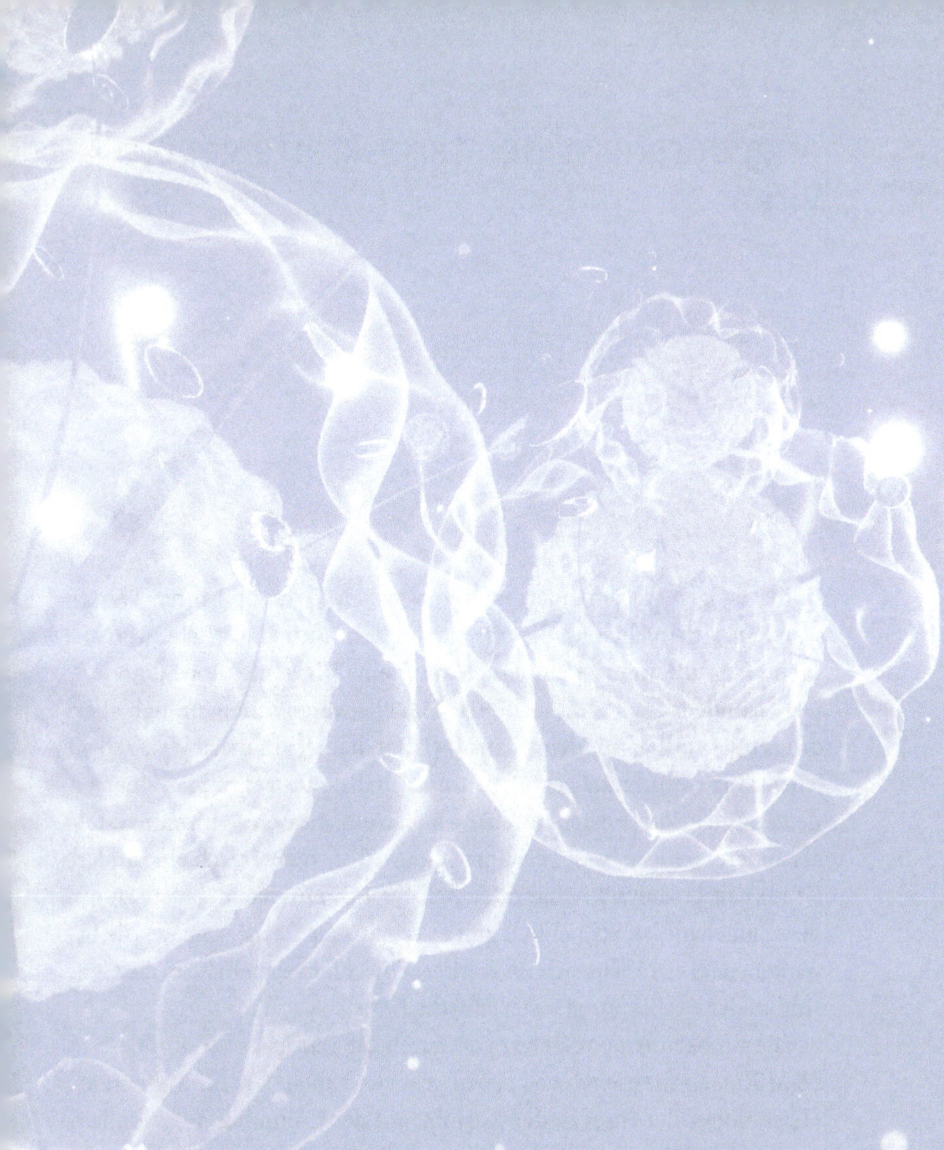

Kapitel 6

Angeborene Widerstandskräfte gegen Viren

In der ewigen Auseinandersetzung zwischen Viren und ihren Wirten wandeln sich nicht nur die Viren, sondern auch die Wirte. Manche Menschen sind weniger empfänglich für eine Virusinfektion als andere. Die Gründe hierfür sind vielfältig. Manche waren schon einmal, allerdings unauffällig, mit dem Virus infiziert, haben auf diese Weise sogar lebenslange Immunität erworben und sind daher gegenüber einer erneuten Infektion resistent. Manche haben ein »besseres« Immunsystem als andere, weil sie besser ernährt sind, weil sie nicht durch eine andere Krankheit geschwächt sind oder weil ihr Immunsystem genetisch anders aufgebaut ist. Schließlich gibt es spezifische Resistenzgene, die bewirken, dass ein Virus sich im Körper schlechter vermehrt. Solche Gene sind in der Bevölkerung unterschiedlich verteilt.

Die Eroberung der Neuen Welt durch die Europäer soll mindestens 56 Millionen Menschen das Leben gekostet haben. Die Einwohnerzahl Hispaniolas, der Insel in der Karibik, auf der Columbus 1492 landete, war gegen 1530 auf praktisch null gesunken. Die Pocken erreichten Mexiko 1520 aus dem spanisch besetzten Kuba. Im Jahre 1618 war die Anzahl der Azteken von etwa 20 Millionen auf 1,6 Millionen reduziert worden. Einer der Kronzeugen dieses abscheulichen Raubbaus an der indigenen Bevölkerung Mittelamerikas war der Dominikanermönch Bartholomé de las Casas. Er soll sogar 1542 persönlich bei Kaiser Karl V. vorgesprochen und seine Kritik am Verhalten der Vertreter der Spanischen Krone vorgetragen haben. Noch in den 50er- und 60er-Jahren, als die letzten bis dahin von unserer Zivilisation unberührten Amazonasvölker entdeckt wurden, fielen diese den unterschiedlichsten Krankheiten zum Opfer – mit einer hohen Sterblichkeit von bis zu 75 Prozent. Solche Sterberaten sind in Europa extrem selten; selbst bei den Pocken überstieg sie in Europa niemals 30 Prozent. Außerdem fällt auf, dass die Sterberate in der Neuen Welt mehr oder weniger unabhängig vom Erreger war; über die Jahrhunderte hinweg hat es vielerlei Keime gegeben, die nach Südamerika gelangten, darunter nicht nur Viren wie Pocken- und Masernviren, sondern auch Bakterien, wie die Erreger von Cholera und Tuberkulose. Die hohe Sterblichkeit lässt sich daher nicht auf die Abwesenheit einzelner, spezifischer Resistenzgene zurückführen. Was ging hier vor? Warum waren die Ureinwohner Südamerikas so viel empfänglicher für Infektionskrankheiten als wir Europäer?

Die Antwort auf diese Frage führt zu den Grundlagen des Immunsystems und den Regeln, nach denen es arbeitet. Unter den weißen Blutkörperchen gibt es zwei Klassen, die B-Zellen und die T-Zellen. Die B-Zellen scheiden Antikörper aus, die über den ganzen Blutkreislauf verteilt werden. Wenn diese Antikörper irgendwo ein Viruspartikel erkennen, werden sie es an sich binden und verhindern, dass es sich an entsprechende Zielzellen heftet. Antikörper funktionieren nur während der sogenannten extrazellulären Phase einer Infektion, also bevor die Viren in die Zellen eindringen oder wenn sie in einer späten Phase der Infektion aus den Zellen freigesetzt werden. Sind die Wirtszellen einmal infiziert, dann helfen Antikörper nicht mehr, dann bedarf es zur Virusabwehr einer speziellen Art sogenannter T-Zellen.

T-Zellen haben die Aufgabe, eigene und fremde Zellen in unserem Organismus voneinander zu unterscheiden und die fremden Zellen zu entfernen. Also alle Zellen, die Eiweißbestandteile an ihrer Oberfläche tragen, die der Organismus nicht kennt. Dies können Bakterien sein, Zellen anderer Organismen, Krebszellen, aber auch virusinfizierte Zellen.

Alle unsere Körperzellen tragen in ihrer Oberfläche eine Klasse von Eiweißbestandteilen, die als Gewebeverträglichkeits-Proteine oder auch

MHC-Proteine (Major Histocombatibility Complex) bezeichnet werden. Sie sind gewissermaßen charakteristisch für die körpereigenen Zellen eines jeden Menschen. Sie sind fest in der Zellmembran verankert und können in einer Tasche oder Furche, die nach außen ragt, kurze Eiweißbestandteile einer Länge von vielleicht neun oder zehn Bausteinen binden. Man nennt diese kurzen Eiweißstücke auch Peptide. Im Regelfall sind diese Furchen mit Peptiden besetzt, die aus zelleigenen Proteinen stammen. In unseren Zellen werden ständig Eiweißbestandteile auf- und abgebaut. Der Abbau erfolgt über einen Schneideprozess, der sie in kurze Stücke zerlegt. Diese Eiweißfragmente können entweder weiter zu einzelnen Bausteinen abgebaut und dann wiederverwendet werden oder aber in einer der erwähnten Taschen der MHC-Proteine gebunden und mit diesen zusammen an die Zelloberfläche transportiert werden. Wenn die Zellen mit Viren infiziert sind, werden auch deren Proteine abgebaut und gelangen dann ebenfalls in Form von Eiweißfragmenten an die Zelloberfläche.

Nun kommen die Wächter des Immunsystems, die T-Zellen, ins Spiel. Sie erkennen alle Zellen, die in den Taschen ihrer MHC-Proteine fremde, also beispielsweise virale Peptide präsentieren, und töten sie, während sie die Zellen, die nur körpereigene Peptide tragen, ungeschoren lassen. Es gibt Krankheitsbilder wie die rheumatoide Arthritis, die dadurch hervorgerufen werden, dass die T-Zellen auch solche Zellen töten, die Fragmente von körpereigenen Eiweißbestandteilen tragen. Bei ihnen hat ein Selektionsprozess versagt, der normalerweise bei der Reifung der T-Zellen stattfindet. Mit diesem Selektionsprozess werden nämlich genau diejenigen T-Zellen beseitigt, die körpereigene Fragmente erkennen, und nur diejenigen übrig gelassen, die sich gegen körperfremde Zellen richten können. Wenn das aber nicht passiert, können die T-Zellen auch körpereigene Zellen angreifen. Es entsteht eine Autoimmunreaktion, die, wie bei der Arthritis, alle Körperzellen attackiert – mit dramatischen Folgen, wie man sich vorstellen kann.

Da es sehr viele Viren gibt, die aus den unterschiedlichsten Eiweißbestandteilen aufgebaut sind, ist es für unseren Körper wichtig, dem Immunsystem möglichst viele verschiedene Eiweißfragmente zu präsentieren. Man will auf alle denkbaren Eventualitäten vorbereitet sein. Wir tragen daher auf jeder unserer Körperzellen nicht nur eines, sondern zahlreiche Gewebeverträglichkeits-Proteine und haben dafür entsprechend viele Gene in unserem Erbgut. Sie weichen alle in ihrer Struktur und in ihrem Aussehen ein klein wenig voneinander ab. Man bezeichnet solche Genorte, die viele, oft Hunderte von Genvarianten tragen können und dementsprechend viele Proteine erzeugen, als polymorph. Jedes dieser polymorphen Genprodukte kann in seiner Tasche an die 50 Peptide binden, die in der Reihenfolge ihrer Bausteine aber durchaus verschieden sein dürfen. Je mehr dieser Gewebeverträglichkeits-Proteine man also besitzt, desto mehr verschiedene Peptide können die Körperzellen den T-Zellen präsentieren; und je weniger es sind, desto weniger.

Die Viren, die natürlich daran interessiert sind, dass keine oder nur eine möglichst schwache Immunantwort gegen sie aufgebaut wird, können sich an diese Situation anpassen. Sie mutieren, verändern also ihr Genom und damit auch ihre Hüllproteine. Die Folge ist, dass bestimmte Fragmente der gewünschten Größe nicht mehr oder zumindest nur eingeschränkt hergestellt werden. Die zellulären Scheren, die diesen Abbau- oder Verdauungsprozess bewirken, sind zwar sehr flexibel, aber doch nicht beliebig spezifisch, sodass sie einige wenige Spaltungen nicht ausführen können. Durch geschicktes »Radieren« kann daher ein Virus seine Eiweißbestandteile derart verändern, dass sie nicht mehr als Fragmente zusammen mit MHC-Proteinen präsentiert werden können.

Eine Viruserkrankung innerhalb einer Familie, deren MHC-Proteine wegen der Verwandtschaftsverhältnisse einander ähnlich sind, wird daher gelegentlich zu einem Problem. Im Lauf einer ersten Infektion, die durchaus noch unauffällig verlaufen kann, adaptiert sich das Virus an die MHC-Proteine des ersten Patienten. Bei der nachfolgenden Infektion von weiteren Verwandten ist es dann schon so angepasst, dass diese wesentlich schwerer erkranken. Durch Mutation ist das Virus den MHC-Proteinen der Familie gewissermaßen ausgewichen. Die später infizierten Personen können die geeigneten Peptidfragmente nicht mehr präsentieren; die Immunreaktion schwächt sich ab, das Krankheitsbild wird schwerer. Bei Maserninfektionen beispielsweise passiert das recht häufig.

Was nun in Familien möglich ist, kann auch in ganzen Bevölkerungsgruppen geschehen. Bei uns Europäern beträgt die Anzahl der MHC-Proteinvarianten und ihrer Gene, die inzwischen im Rahmen des menschlichen Genomprojektes entziffert wurden, etwa 40, mit jeweils Hunderten von Genvarianten, sogenannten Allelen. Bei der indigenen Bevölkerung Südamerikas liegt sie nur bei zehn. Die Chance, dass ein einmal adaptiertes Virus auf einen Patienten mit vergleichbaren MHC-Proteinen auf seinen Zellen trifft, und daher, wie bei einer Familie, ein sehr viel schwereres Krankheitsbild hervorruft, ist unter den Ureinwohnern Südamerikas also sehr viel größer als anderswo auf unserem Globus. Die hohen Sterblichkeitsraten der indigenen Bevölkerung in Südamerika sind vermutlich auch auf die eingeschränkte Vielfalt der MHC-Proteine und ihrer Gene zurückzuführen.

Warum allerdings diese Vielfalt so eingeschränkt ist, darüber lässt sich nur spekulieren. Vielleicht handelt es sich hier um isolierte Populationen, die wenig oder keinen Kontakt miteinander hatten und damit in ihrer genetischen Vielfalt eingeschränkt waren. Vielleicht waren diese Völker auch nur sehr viel weniger in Kontakt mit Nutztieren. Der amerikanische Evolutionsbiologe Jared Diamond schreibt in seinem Buch *Guns, Germs, and Steel*, dass in der Neuen Welt überhaupt nur fünf Tierarten domestiziert wurden, darunter das Lama – dieses Nutztier diente aber kaum als Quelle für menschliche Keime, da es bei Weitem nicht in so großer Zahl gehalten wurde wie Kühe oder Schweine und da seine Milch nicht getrunken wurde. Die Gefahr von Zoonosen und entsprechenden Viren war daher vergleichsweise gering.

Ein völlig anderer Resistenzmechanismus offenbart sich im Umfeld von HIV. Die überwältigende Mehrzahl aller Menschen, die dem Aids-Virus ausgesetzt sind, muss an dieser Infektion letzten Endes sterben. Dennoch gibt es seltene Ausnahmen: Menschen, die trotz zahlreicher sexueller Kontakte mit infizierten Personen nie an Aids erkranken. Ihr Anteil in der Bevölkerung ist nicht genau bekannt, wird aber im Mittel auf weniger als einer in 100 000, vielleicht sogar weniger als einer in einer Million geschätzt. Auch die weißen Blutkörperchen dieser Personen sind resistent gegen eine Infektion mit virulenten HIV-Stämmen. Woher kommt das?

Dazu muss man sich klarmachen, wie das HI-Virus in Zellen eindringt. Als ersten Schritt erkennt das Hüllprotein des Virus einen Eiweißbestandteil in der Zelloberfläche von weißen Blutkörperchen mit Namen CD4. Dieser ist aber nicht der alleinige Rezeptor, wie man schon lange wusste, da beispielsweise Mäusezellen, die gegen HIV an sich resistent sind, dies auch bleiben, wenn man ihnen das menschliche Gen für CD4 überträgt. Es fehlt ihnen, wie man heute weiß, noch ein zweiter Bestandteil an der Zelloberfläche, ein Korezeptor. Heute wissen wir, dass – nachdem das Virus durch CD4 erkannt wurde – die Virushülle sich mit der Zellmembran verbinden muss, um den Kern des Virus samt seinem Erbmaterial ins Zellinnere zu entlassen. Dieser Verschmelzungs- oder Fusionsprozess passiert aber nur, wenn es einen zweiten Rezeptor oder eben Korezeptor, wie er genannt wird, gibt.

Diese Korezeptoren der HIV-Infektionen sind im normalen Geschehen der Zellen als Chemokin-Rezeptoren auf weißen Blutkörperchen wirksam. Von diesen Rezeptoren gibt es eine ganze Menge. Sie zeichnen dafür verantwortlich, dass bestimmte Eiweißbestandteile des Bluts, sogenannte Chemokine, die als Folge von Entzündungen irgendwo im Körper gebildet werden, zu den weißen Blutkörperchen gelangen, diese auf die Entzündung aufmerksam machen und letztlich dorthin dirigieren. Zu diesem Zweck docken die Chemokine an ihre Rezeptoren auf der Oberfläche der weißen Blutkörperchen an, die dieses Signal dann in das Innere der Zellen lenken, sie dazu anregen, sich zu teilen, und schließlich an den Ort der Entzündung hinführen.

Unter den Chemokin-Rezeptoren, die als Korezeptoren der HIV-Infektion tätig sind, spielen die beiden Rezeptoren CCR5 und CXCR4 eine wichtige Rolle. Erste Hinweise darauf, dass diese Rezeptoren etwas mit der HIV-Infektion zu tun haben könnten, ergaben sich daraus, dass Chemokine eine HIV-Infektion von weißen Blutkörperchen in vitro, also im Reagenzglas, verhindern. Heute wissen wir, dass die Chemokine und das Hüllprotein des HIV ähnliche Strukturelemente aufweisen, die, wenn beide gleichzeitig vorhanden sind, um die Bindung an den Rezeptor wetteifern. Das heißt, das Virus kann weniger gut an die Zelloberfläche andocken, weil die Chemokine die Andockstellen bereits besetzt haben. Den endgültigen Beweis einer zentralen Rolle des einen dieser Rezeptoren, des CCR5-Rezeptors, bei der HIV-Infektion ergab der Befund, dass Personen, die HIV-resistent sind, gravierende Veränderungen im Gen für den Rezeptor aufweisen, die diesen zerstören beziehungsweise unfähig machen, den notwendigen Fusionsprozess zwischen Virus und Zelloberfläche einzuleiten.

Bemerkenswerterweise kommt diese Veränderung nur bei Menschen europäischer Abstammung vor. Etwa fünf bis 15 Prozent der kaukasischen Bevölkerung tragen diesen Defekt in einem ihrer Gene, rund ein Prozent, also jeder Hundertste, in beiden Genen. Untersucht man HIV-infizierte und an HIV erkrankte Personen, so finden sich bei diesen ausschließlich die intakten Varianten ihrer CCR5-Gene, während gelegentlich, aber unterdurchschnittlich selten, infizierte Personen auftreten, die einen Defekt in einem ihrer beiden Gene tragen. Dies zeigt, dass sogar dieser Personenkreis vor HIV-Infektionen ein wenig geschützt ist. Personen, die Mutationen in beiden Kopien ihrer CCR5-Gene tragen, sind übrigens sonst kerngesund. Der Fehler in ihren CCR5-Genen scheint keine weitere Bedeutung für den Körper zu haben, außer dass er eben gegen HIV resistent macht. Dies müsste eigentlich auch bedeuten, dass Arzneimittel, die die Wirkung des CCR-5-Chemokins simulieren, eine HIV-Infektion hemmen müssten. Daran wird derzeit geforscht.

Die Mutationen, die vor HIV-Infektionen schützen, treten, wie bereits erwähnt, nur bei Europäern auf, nicht aber bei Schwarzafrikanern. Dies könnte vielleicht erklären, warum der Verlauf der HIV-Pandemie im südlichen Afrika dermaßen fulminant verläuft. Dies wirft nun gleich die nächste Frage auf: Warum tragen wir Europäer dieses Resistenzgen? Was musste geschehen, damit in Europa eine solche Mutation entstand und offensichtlich stabil vererbt wurde? Im Grunde deutet diese Beobachtung darauf hin, dass es entweder in Europa schon einmal eine HIV-Epidemie gab oder aber einen anderen Erreger, der dieselben molekularen Rezeptoren und Mechanismen wie HIV verwendet. Resistenzentwicklungen sind nicht ungewöhnlich. Man denke nur an die in einem früheren Kapitel erwähnte Verbreitung der Myxomatose in Australien, die zunächst weit über 99 Prozent aller Kaninchen dahinraffte, bis im Lauf der Zeit das Virus immer weniger virulent wurde, weil die Tiere eben Resistenz entwickelten.

Welche Epidemie war es, die den Europäern zu ihren HIV-Resistenzgenen verhalf, und wann und wo hat sie stattgefunden? Auch hierauf gibt es schon teilweise eine Antwort. Ein Forscherteam hat zu diesem Zweck über 4000 Personen aus 38 ethnischen Gruppen in Europa, Asien, dem Mittleren Osten und den USA untersucht. Aus diesen Untersuchungen konnten die Wissenschaftler schließen, dass diese Epidemie vor etwa 700 Jahren zum ersten Mal in Europa ausgebrochen sein muss. Dies erinnert sofort an die Pest von 1346, die seinerzeit im Lauf weniger Jahre gut zwei Drittel der Bevölkerung Europas dahinraffte. Sie kam ursprünglich aus China, gelangte über die Seidenstraße ans Schwarze Meer und von dort über Konstantinopel nach Italien. In Florenz und Siena starb damals im Lauf eines Jahres weit über die Hälfte der Bevölkerung, sodass beispielsweise in Siena der größenwahnsinnige Plan des Baus der größten Kathedrale der damaligen Welt zusammen mit den Pestopfern begraben werden musste. Einige Reste ihres Chores sind heute noch als Ruinen zu besichtigen.

In diesem Zusammenhang stellt sich sofort die Frage, ob die Pest von 1346 wirklich eine Pestepidemie war. Unter Pest verstehen wir heute eine Krankheit, die nicht durch ein Virus, sondern durch ein Bakterium mit Namen *Yersinia pestis* verursacht wird. Der Name *Yersinia pestis* erinnert an den Arzt und Weltreisenden Alexander Yersin, Bürger von Morges am Genfer See und Schüler Pasteurs, der dieses Bakterium zum ersten Mal 1894 in Hongkong im Eiter von Pestbeulen an der Seuche verstorbener Chinesen nachweisen konnte. Ihm waren damals auch die vielen Rattenkadaver aufgefallen, ein Phänomen, das allerdings die Chronisten der Pest von 1346, darunter Boccaccio, nicht vermerkten. Jedenfalls fiel ihnen, anders als Yersin, der Zusammenhang mit der Pest nicht auf. War die Pest von 1346 also vielleicht gar keine Pest? Vor Kurzem kamen in Südfrankreich bei einem Bauprojekt zwei Massengräber zutage, von denen man aufgrund der Hinweise in historischen Quellen weiß, dass es sich hier um ein Quarantäne-Spital handelte und bei den Leichen um Opfer einer Pestepidemie des ausgehenden 16. Jahrhunderts. Um vor Verunreinigungen aller Art sicher zu sein, isolierte man die DNA aus dem Zahnfleisch der Pestopfer und fand bei sieben von zwölf Zähnen in der Tat Spuren des Erbgutes von *Yersinia pestis*. Zur Kontrolle untersuchte man das Zahnfleisch aus Leichen mittelalterlicher Gräber, die keinen Bezug zur Pest hatten. Hier wurde keine bakterielle DNA gefunden. Nun war die Pest des ausgehenden 16. Jahrhunderts sicher nicht die Pest von 1346, und man müsste im Grunde auch noch Pestopfer dieser früheren Zeit finden und in ihnen die bakterielle DNA nachweisen; dies wird sicherlich versucht werden. Es könnte natürlich auch sein, dass *Yersinia pestis* ähnliche Infektionswege benutzt wie HIV, also denselben Korezeptor CCR5, und dass sich deswegen seit dem 13. Jahrhundert entsprechende Resistenzen aufgebaut haben. Eine Reihe von Autoren argumentiert übrigens, dass die Katastrophe von 1346 Europa von einem Bevölkerungsüberschuss befreite, den es damals nicht ernähren konnte, der es lähmte und der für eine weit verbreitete Armut verantwortlich war. Letztlich stelle diese Pest einen Befreiungsschlag dar, der Europa die Hochkultur der Renaissance, die es kurz danach durchlief, überhaupt erst ermöglichte.

Ein letztes bemerkenswertes Beispiel für natürliche Resistenzen liefert uns das Grippevirus. Im Jahr 1961 fand der Schweizer Immunologe Jean Lindenmann im Veltlin ganz zufällig einen Mäusestamm, der resistent gegen Infektionen mit Grippeviren war. Zunächst vermutete er, dass dieser Mäusestamm bislang unbekannte Zellen des Immunsystems besitzt und diese besonders schnell aktivieren kann. Die Behandlung der Mäuse mit Chemikalien, die das Immunsystem unterdrücken, etwa Cortison, führte aber nicht weiter. Die Tiere blieben genauso resistent gegen Influenzavirus-Infektionen wie vorher. Also musste es sich um einen neuen, bislang unbekannten Abwehrmechanismus handeln. Es stellte sich bald heraus, dass der antivirale Effekt in allen Körperzellen der Maus auftrat, also erblich sein musste. Das Gen wurde bald gefunden, sowohl in den resistenten als auch in normal empfindlichen Mäusen, die übrigens in der Mehrzahl sind. Man nannte es Mx, M für Maus und x dafür, dass man über dieses Gen und seine Wirkung zunächst nichts wusste. Dies änderte sich erst 1981, als die Antwort überraschend von ganz anderer Seite gegeben wurde, nämlich durch die Entdeckung der Rolle des sogenannten Interferonsystems in diesem Abwehrprozess.

Was aber ist Interferon? Die Entdeckung des Interferons geht auf alte Beobachtungen von Virologen zurück, die immer wieder überrascht waren, dass Tiere und Menschen Viruserkrankungen überleben. Denn Viren vermehren sich schneller, als das Immunsystem aktiv wird. Oft dauert es Tage, bis die Antwort der Immunzellen anspringt. Die Vermutung, es gäbe hier noch eine andere, frühere Verteidigungslinie, die unmittelbar nach der Virusinfektion von den Zellen aufgebaut wird, um die Zeit bis zur Aktivierung des Immunsystems zu überbrücken, lag daher durchaus auf der Hand. Im Jahre 1957 gelang Alick Isaacs und dem schon erwähnten Zürcher Immunologen Jean Lindenmann der erste Durchbruch. Sie beobachteten, dass ein Eiweißextrakt aus mit Influenzaviren infizierten Hühnereihäuten den Virusbefall von nicht infizierten Hühnerembryonen verlangsamte oder sogar verhinderte. Irgendetwas musste in diesem Extrakt sein, das die Virusinfektion störte. Diesem Etwas wurde der Name Interferon gegeben, in Anspielung auf die beobachtete Wechselwirkung oder Interferenz mit dem infizierenden Virus.

Das Interferon wurde zunächst zu einem Rätsel, seine Existenz zu einer Glaubensfrage. Es erwies sich als äußerst kompliziert, die Substanz nachzuweisen, es gewissermaßen aus dem Gewebe zu reinigen, da offensichtlich die Mengen extrem gering waren. Extrakte waren mal aktiv, mal nicht; Generationen von Doktoranden wurden an dem Problem »verbraten«. Als verdienstvoll erwiesen sich in den späten 60er- und dann im Verlauf der 70er-Jahre die Bemühungen des finnischen Wissenschaftlers Kari Cantell. Er widmete sein gesamtes Wissenschaftlerleben diesem Reinigungsproblem, und zwar mit großem Erfolg. Zunächst konnte er zeigen, dass der Interferenzeffekt nicht nur bei Mäusen, sondern auch im Menschen funktioniert. Es gelang ihm dann, menschliche weiße Blutkörperchen in großem Stil durch eine Virusinfektion dazu zu bringen, den Interferenzfaktor zu bilden und daraus größere Mengen des gereinigten Faktors zu gewinnen. Cantell benutzte dazu das Sendai-Virus, ein dem Mumpsvirus ähnlicher Erreger, der bei der Maus Infektionen der Atemwege auslöst, aber für uns Menschen völlig harmlos ist. Zum ersten Mal entdeckt hat man den Erreger in der nordjapanischen Stadt Sendai, daher der Name.

Cantell wusste damals, dass Viren das Interferenzphänomen auslösen können, aber er konnte nicht wissen, welche. So nahm er für seine ersten Versuche ganz zufällig eine Sendai-Virus-Probe aus dem Kühlschrank. Er hätte auch ein anderes Virus nehmen können, was dann mit Sicherheit nicht so aktiv gewesen wäre. Auch Glück ist gelegentlich bei der Wissenschaft im Spiel. Wir wissen übrigens noch heute nicht wirklich, warum ausgerechnet das Sendai-Virus ein so guter Motor der Interferonbildung ist.

Dass alle Welt so interessiert war an dem Interferon, hatte einen Grund: Man hoffte, damit das Immunsystem anzukurbeln, um Krankheiten, bei denen die körpereigene Abwehr nicht richtig funktioniert, zu behandeln. Ende der 70er-Jahre wurde mit dem Material von Cantell in Finnland eine erste klinische Studie zur Behandlung von Knochenkrebs gestartet, mit beachtlichem Erfolg. Daraufhin erteilte die amerikanische Krebsgesellschaft Cantell den Auftrag, Interferon für den Betrag von einer Million Dollar zu liefern, um damit auch amerikanische Krebspatienten zu behandeln. Am Rande sei hier vermerkt, dass nur ein Drittel des Geldes in Finnland ausgegeben wurde; mit den anderen zwei Dritteln wurde ein doppelt so teures Produkt von einer amerikanischen Firma erworben, die inzwischen das Verfahren von Cantell selbst übernommen hatte. Dass diese Firma »zufälligerweise« dem Präsidenten der amerikanischen Krebsgesellschaft gehörte, zeigt nur, welche Hysterie und welche Illusionen damals in Sachen Interferon herrschten.

Dieser Zustand erreichte seinen Höhepunkt am 16. Januar 1980, als der Zürcher Molekularbiologe Charles Weissmann im Bostoner Park Plaza Hotel erstmals ein Verfahren vorstellte, um Interferon gentechnisch herzustellen. In Zusammenarbeit mit Cantell war es zuvor gelungen, das Interferon-Gen zu isolieren. Beteiligt war die amerikanische Biotech-Firma Biogen, die mit der Ankündigung dieses Durchbruchs natürlich auch für den Anstieg ihrer Aktienkurse sorgte. Dank der gentechnischen Methode musste man dann das Interferon nicht mehr aufwendig aus weißen Blutkörperchen reinigen, denn jetzt ließ es sich in Bakterien- oder Hefezellen praktisch unbegrenzt herstellen. Heute wissen wir, dass es nicht nur ein einziges, sondern mehrere verschiedene Interferone in unserem Körper gibt, die alle längst zu ausgefeilten Arzneimitteln geworden sind und sich in der Behandlung von einigen wenigen Virus- und Krebserkrankungen bewährt haben.

Auch die Frage, warum die Mx-Mäuse immun gegen Grippeviren sind, konnte geklärt werden – mit dem neuen Wissen über das Interferonsystem. Der Entdecker der Mx-Mäuse, Jean Lindenmann, nutzte den Durchbruch bei der Interferonproduktion mittels gentechnischer Verfahren: Er stellte Antikörper gegen Interferon her und fand heraus, dass die vorher virusresistenten Mäuse nach Gabe der Antikörper empfindlich für die Infektionen wurden. Offensichtlich zerstörten die gegen Interferon gerichteten Antikörper den »antiviralen« Zustand, der vorher durch das Mx-Protein aufgebaut worden war. Und da es Antikörper gegen Interferon waren, musste es Interferon sein, das in den Mx-Mäusen für die antivirale Wirkung sorgte. Aber wie?

Auch auf diese Frage gibt es heute eine Antwort. Das Interferon greift die Viren nicht direkt an, im Sinne etwa eines Antikörpers, vielmehr greift es in den Stoffwechsel ein und erzeugt einen »antiviralen« Zustand. Dabei ist eine Reihe von Genen aktiviert, insgesamt wohl an die 300, von denen ich zwei erwähnen möchte. Eines ist ein Enzym, also ein Eiweißbestandteil, der mittels einer chemischen Reaktion andere Eiweißbestandteile modifizieren kann. Konkret verändert das Enzym einen Baustein aus der biochemischen Maschinerie, die die virale Eiweißsynthese durchführt. Das hemmt die Bildung der Virus-Eiweiße, sodass weniger neue Viruspartikel entstehen. Das andere Gen, das angeschaltet wird, ist das sogenannte Mx-Gen. Es liefert den Bauplan für ein Eiweiß, das sich vor allem im Zellkern aufhält. Wenn das Influenzavirus sich vermehrt, hält es sich dabei auch im Zellkern infizierter Zellen auf. Deswegen ist es nicht verwunderlich, dass an diesem Ort das Mx-Protein auf das Erbmaterial des Virus einwirkt. Dies geschieht, indem das Mx-Protein an ein virales Protein bindet, das sogenannte NP-Protein. Vermutlich wird dadurch der Komplex von viralem Genom und NP-Protein im Zellkern festgehalten und daran gehindert, zu einem Viruspartikel heranzureifen.

Wichtig ist, dass es ein solches Mx-Gen und sein zugehöriges Eiweiß auch bei uns Menschen gibt. Das Mx-Gen ist auch bei uns aktiv und verantwortlich für den in der Regel recht harmlosen Verlauf von Influenzavirus-Infektionen. Ob es Menschen gibt, die das Mx-Gen nicht oder nur in einer veränderten Form tragen und daher besonders empfindlich gegen Virusinfektionen sein müssten, ist nicht bekannt.

Anders als Menschen sieht es jedoch bei Nutztieren aus. Sie reagieren empfindlicher auf Influenzaviren, die Schweine- oder die Vogelgrippe sind Beispiele dafür. Könnte es gelingen, Tieren ein Mx-Gen einzubauen und sie ein wenig widerstandsfähiger gegen diese Viren zu machen? Insbesondere Hühner kämen infrage, da sie, wie wir gesehen haben, äußerst empfindlich auf »ihr« Influenzavirus, das Virus der klassischen Geflügelpest, reagieren. Bislang ist dies nicht ausprobiert worden, weil es äußerst schwierig ist, das Erbgut von Hühnern durch den Einbau fremder Gene gezielt zu verändern. Da es einen guten Impfstoff gibt, ist dieser Weg bei Hühnern im Grunde auch unnötig.

Tiermediziner haben schon früh daran gedacht, das Mx-Gen der Mäuse in das Erbgut von Schweinen einzuführen. Bei Schweinen stellt sich nämlich das Influenzavirus durchaus als Problem dar. Die Versuche haben wir am Münchner Genzentrum Anfang der 90er-Jahre zusammen mit Gottfried Brem, damals Professor für Molekulare Tierzucht an der Veterinärmedizinischen Fakultät der Universität, geplant. Das Mx-Gen erhielten wir von dem erwähnten Charles Weissmann aus Zürich. Wir konnten tatsächlich Schweine züchten, die ein Mx-Gen enthielten, aber wir konnten sie nicht darauf testen, ob sie resistent gegen Influenzainfektionen waren. Denn leider fielen diese Versuche in eine Zeit, als wir wegen der damaligen Gesetze in Deutschland die Schweine nicht in ein geeignetes Sicherheitslaboratorium transportieren durften, wo die Empfindlichkeit gegen Schweine-Influenza hätte getestet werden können.

Wie steht es heute um Interferon? Inzwischen sind in unserem Körper, wie bereits angedeutet, nicht nur eines, sondern wenigstens drei Interferontypen gefunden worden – alpha, beta und gamma. Sie unterscheiden sich in ihrer Herkunft. Die alpha-Typen werden in weißen Blutkörperchen produziert, die beta-Typen in Zellen des Bindegewebes und das gamma-Interferon in den schon erwähnten T-Zellen des Immunsystems. Damit ist es aber nicht getan. Allein innerhalb der Klasse der alpha-Interferone finden sich 15 verschiedene Varianten. Zwei von ihnen, alpha-1 und alpha-2, werden heute eingesetzt, um bestimmte Formen des Blutkrebses sowie Viruserkrankungen zu behandeln. Auch bei der Therapie von Leberentzündungen, die durch die verschiedenen Hepatitisviren verursacht werden, sind die alpha-Interferone heute nicht mehr wegzudenken. Und nicht zuletzt kann die sogenannte Haarzell-Leukämie, eine seltene Art von Blutkrebs, durch Interferonbehandlung praktisch geheilt werden. Ein beta-Interferon ist außerdem für die Therapie von Multipler Sklerose zugelassen. Die Nebenwirkungen dieser (und anderer) Botenstoffe, darunter hohes Fieber, grippeähnliche Symptome und Schwellungen an der Einstichstelle, sind nicht unbeträchtlich, da sie natürlicherweise nur sehr lokal wirken, in der medizinischen Praxis in der Regel aber systemisch eingesetzt werden, also über den ganzen Körper verteilt. Interferonbehandlungen sind immer ein Drahtseilakt. Trotzdem überwiegt meist der Nutzen die Risiken.

Interferone, insbesondere die vom Typ 1, spielen auch bei Covid-19-Infektionen eine wichtige Rolle. Wie die Krankheit verläuft, hängt bekanntlich extrem vom Alter ab. Jugendliche und junge Erwachsene sterben äußerst selten, mit zunehmendem Alter steigt die Sterblichkeit langsam an und erreicht bei den Hochbetagten an die 20 Prozent. Die Ursachen hierfür sind vielfältig. So bildet bei mindestens zehn Prozent der Erkrankten der Organismus Autoantikörper, die gegen Typ-1-Interferone gerichtet sind, im Vergleich zu nur 0,3 Prozent bei der »normalen« Bevölkerung. Dieses Ergebnis legt nahe, dass Typ-1-Interferone für die Behandlung schwerer Covid-19-Fälle von

Nutzen sein könnten, allerdings wohl nur in frühen Phasen der Infektion. Zudem ist bei älteren Menschen auch die Wahrscheinlichkeit von Vorerkrankungen, sogenannten Komorbiditäten, vergleichsweise groß. Dazu gehören Erkrankungen der Leber, der Lunge und des Herz-Kreislauf-Systems, aber auch Diabetes und Krebs. Schließlich hat man bei älteren und kritisch erkrankten Patienten Mutationen gefunden, die bewirken, dass der Interferonrezeptor nicht aktiv ist. Dies kann die Wirkung von Interferon stark einschränken und damit die Wahrscheinlichkeit für einen schwereren Verlauf von Covid-19 erhöhen. All dies sind wichtige Hinweise, aber man wird noch viele Details klären müssen, bevor an eine Interferon-Therapie zu denken ist. Die SARS-CoV-2-Pandemie ist noch viel zu neu, um die komplexen Zusammenhänge eines solchen Angriffs auf unseren Stoffwechsel im Detail zu verstehen.

Es ist also keineswegs so, dass wir den Viruserkrankungen, insbesondere SARS-CoV-2, schutzlos ausgeliefert sind. Wichtige Verteidigungslinien sind genetische Anlagen, also beispielsweise die Anzahl der Gewebeverträglichkeits-Gene, der MHC-Gene. Gelegentlich, wie bei HIV, spielen auch Rezeptormutationen eine wichtige Rolle. Und schließlich kommt das Interferonsystem ins Spiel. Bei den Interferonen, wie in so vielen anderen Fällen auch, erweist sich ein im Umfeld von Viren beobachtetes Phänomen als Auslöser von Entdeckungen. Diese Entdeckungen reichen weit über das unmittelbare virale Geschehen hinaus. Ein wichtiges Beispiel sind die Interferone und andere Zytokine, die aus der Krebstherapie nicht mehr wegzudenken sind.

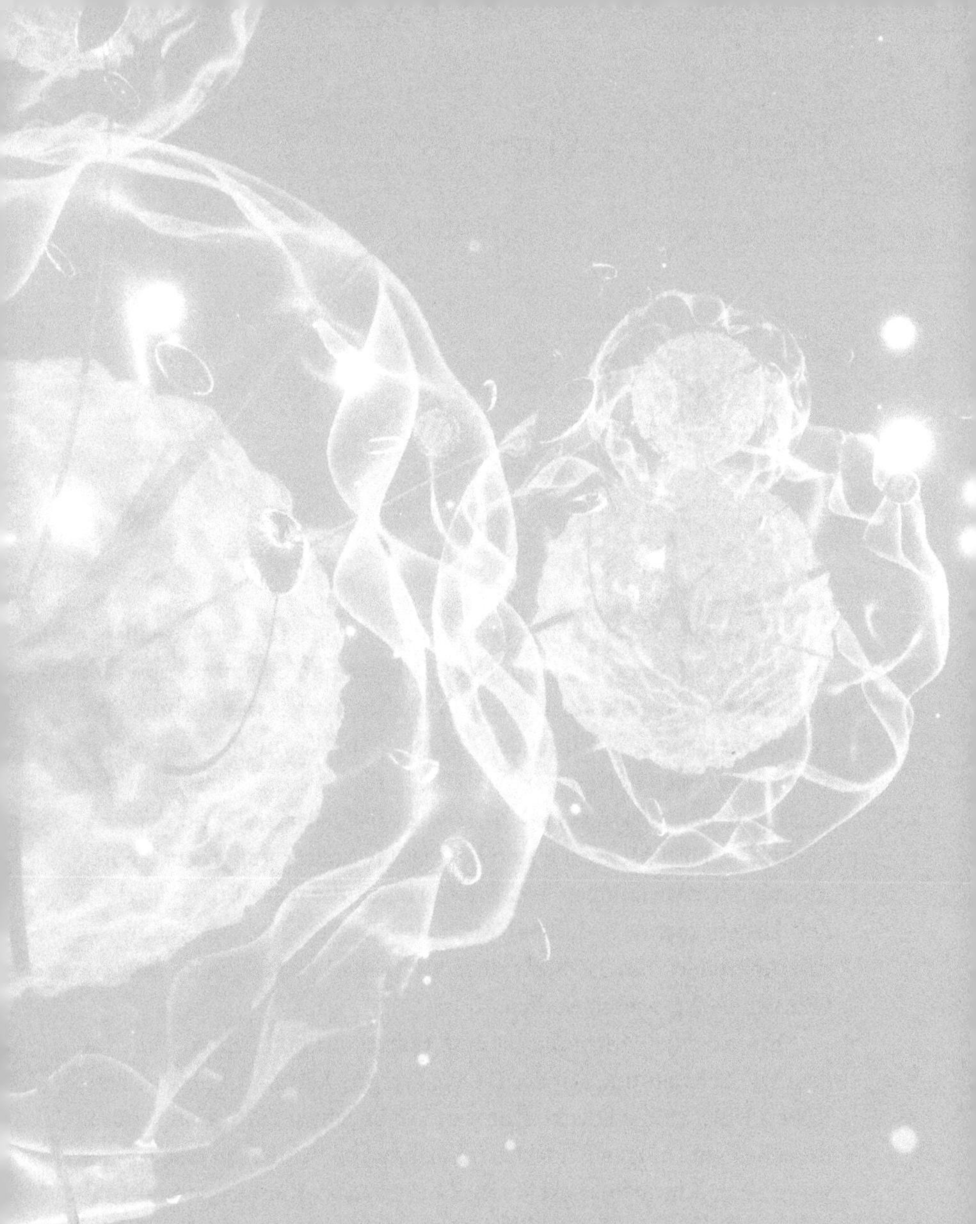

Kapitel 7

Missbrauchte Viren

Am 18. September 2001, also genau eine Woche nach den Anschlägen auf das World Trade Center in New York, begann eine mysteriöse und zugleich gruselige Aktion in den USA. Mehrere Briefe mit Anthrax-Sporen wurden an zwei führende Senatoren in Washington und einige Fernsehstationen in New York verschickt. Es war eine lebensgefährliche Ansage an den Kongress und die Medien als Stellvertreter für das Establishment. Fünf Menschen sind bei diesem Angriff gestorben; die Reinigung der Poststationen und Briefsortierer, die diese Briefe durchliefen, kostete mehrere Hundert Millionen Dollar. Eine Verbindung zu den Angreifern des 11. September war naheliegend, konnte aber nie wirklich nachgewiesen werden.

Anthrax oder Milzbrand ist eine Infektionskrankheit von Paarhufern wie Schafen und Rindern. Den Erreger, *Bacillus anthracis*, hatte Robert Koch 1876 entdeckt. Kurz vor Weihnachten 1875 gelang es ihm, die stäbchenförmigen Bakterien im Mikroskop sichtbar zu machen und sie in einer Kulturflüssigkeit von Kaninchen zu Kaninchen und Feldmaus zu Feldmaus über mehrere Generationen hinweg zu übertragen. Aus diesen Versuchen entwickelte er die später nach ihm benannten und in Kapitel 1 erwähnten Postulate, die erfüllt sein müssen, damit ein Erreger einer Infektionskrankheit tatsächlich als solcher identifiziert werden kann.

Koch entdeckte außerdem, dass diese Bakterien Sporen bilden, die über Jahre hinweg aufbewahrt werden können und sofort aktiv werden, sobald sie in einen lebenden Organismus gelangen. Sporen waren auch mit den Briefen an die US-Politiker und Medien versandt worden. Gefährlich an *Bacillus anthracis* sind nicht nur die Sporen an sich, sondern in erster Linie das Gift, das von den Bakterien, die sich aus den Sporen entwickeln, in großen Mengen produziert wird; es dringt in die tierischen oder menschlichen Wirtszellen ein und richtet dort sein Unheil an. Im konkreten Fall verursacht das Anthrax-Toxin die Ausbildung von Löchern in den Zellwänden verschiedenster Zelltypen, vor allem aber bei weißen Blutkörperchen, wodurch große Mengen bestimmter Wachstumsfaktoren (Interleukine) freigesetzt werden. Dies führt zu Herz- und Atemversagen.

Nun ist *Bacillus anthracis* kein Virus, sondern ein Bakterium. Es braucht jedoch nicht sehr viel Fantasie, um sich auch Viren als tödliche Waffen in einer kriegerischen Auseinandersetzung oder als Mittel zu einem Terroranschlag vorzustellen. Pocken, Influenza, Marburgvirus, Ebola und viele andere Virusinfektionen sind für Menschen ausreichend tödlich, um als Waffen eingesetzt werden zu können. Auch Nutztiere darf man in diesem Zusammenhang nicht vergessen. Man denke nur an die Maul- und Klauenseuche oder die Afrikanische Schweinepest, die wirtschaftlich größte Schäden anrichten können.

Die Diskussion zu diesem Thema ist nicht neu. In neuerer Zeit allerdings wurde sie angefacht durch einige Fortschritte in der »synthetischen Biologie«. Damit sind bestimmte neue Anwendungen der rein chemischen Synthese von DNA beziehungsweise RNA gemeint. Risikoreich ist aber auch und vor allem die Suche nach neuen Mutanten in viralen Genomen, die diese virulenter machen und den Wirtsbereich verändern.

Ausgelöst hat diese Diskussion die Synthese eines Poliovirus-Genoms im Jahre 2002 durch Eckart Wimmer und seine Mitarbeiter an der State University of New York in Stony Brook. Er hat das etwa 7500 Bausteine lange RNA-Genom zunächst als doppelsträngige DNA hergestellt, und zwar aus 400 bis 600 Bausteinen langen DNA-Segmenten, die er chemisch synthetisiert hatte. Von der Doppelstrang-DNA konnte in der Folge die virale RNA abgelesen und in einen zellfreien Extrakt aus menschlichen Zellen eingebracht werden, wo sie mit viralen Proteinen in fertige und infektiöse Viruspartikel umgewandelt wurde. Der Versuch sollte beweisen, dass das etwas heute möglich ist. Im Grunde hat er aber auch gezeigt, dass Poliovirus nichts anderes als eine Chemikalie ist, die man aus ihren Bestandteilen zusammenbauen kann.

Im Jahre 2017 hat auf ähnliche Weise ein Team um den kanadischen Mikrobiologen David Evans ein synthetisches Pferdepockenvirus hergestellt. Das Virus ist dem seinerzeit als Pockenimpfstoff verwendeten Vacciniavirus ähnlich. Evans und seine Kollegen haben ihre Arbeit damit gerechtfertigt, dass damit der Pockenimpfstoff verbessert werden könne. Nun sind die »echten« Pocken in freier Wildbahn längst ausgerottet, genauer gesagt seit 1979, sodass es nicht unbedingt zwingend scheint, sich weiterhin über Impfstoffe Gedanken zu machen. Richtig ist aber auch, dass der bis 1979 verwendete Impfstoff nicht rein war und möglicherweise Pferdepockenvirus enthielt. Sollte jemals wieder eine Pockenimpfung nötig sein, wäre dieser Versuch die Basis für die Entwicklung eines Vakzins.

Bemerkenswert ist auch ein Versuch aus dem Jahre 2005, ein Influenzavirus zu isolieren – und zwar genau den Erreger, der die Spanische Grippe von 1918/19 verursacht hat. Forscher exhumierten ein Pandemieopfer aus Alaska, dessen Lungengewebe im Permafrost gut erhalten war. Außerdem gab es noch altes Autopsie-Material, das in Formalin fixiert war. Aus beiden Geweben hat man die virale RNA isoliert und sequenziert. Mit dieser Information konnte man die acht Segmente des Virus synthetisieren und zu einem Erreger zusammenbauen. Es stellte sich heraus, dass das rekonstruierte Virus in der Tat in Mäusen extrem pathogen war. Versuche an Menschen gab es verständlicherweise nicht.

Mindestens ebenso kontrovers waren die Versuche zweier Arbeitsgruppen aus Japan und den Niederlanden. Beiden ging es um das Influenzavirus H5N1, das Virus hinter der Vogelgrippe, das bereits Hunderte von Millionen Hühnern und anderen Vögeln das Leben gekostet hat. Auf den Menschen wird es sehr selten übertragen, von Mensch zu

Mensch bislang überhaupt nicht. Allerdings stellt sich die Frage, ob das in Zukunft nicht doch geschehen könnte – durch entsprechende Mutationen. Die bisher bekannten Influenzapandemien wurden nicht durch reine Vogelviren ausgelöst, sondern durch Viren, deren acht Segmente teilweise von Vogelviren und teilweise von menschlichen Viren stammten, die also Gemische darstellten. Dennoch wird die Gefahr als nicht gering eingeschätzt, dass selbst ein reines Vogelvirus so mutieren könnte, dass es auch durch Aerosole übertragen wird und damit eine Pandemie auslösen könnte.

Um das zu untersuchen, hat man die für Vögel so pathogenen Influenzastämme durch spezifische Mutagenese-Verfahren verändert. Die Mutanten wurden dann in Versuchstieren darauf untersucht, ob sie auch als Aerosole übertragen werden können. Für solche Experimente werden Frettchen verwendet, die mit Mardern verwandt sind und sowohl von menschlichen als auch von Vogelviren infiziert werden können. Der Versuch war erfolgreich, indem es gelang, die Frettchen anzustecken. Es gibt nun also Mutanten von Influenzaviren, die auch durch Aerosole übertragen werden.

Diese Versuche, die selbstverständlich in Hochsicherheitslabors gemacht worden sind, haben Wissenschaftler intensiv und kritisch diskutiert. Denn die Viren könnten trotz aller Sicherheitsmaßnahmen in die Umwelt gelangen und eine Pandemie auslösen, weil nicht auszuschließen ist, dass solche Versuche zu Viren führen, die noch gefährlicher sind als das Ausgangsmaterial. Kriminelle Personen, Staaten oder Organisationen könnten die Erreger nutzen, um bioterroristische Anschläge zu verüben. Unter dem Strich muss man die Frage stellen, ob die geschilderten Versuche tatsächlich notwendig sind oder verboten werden sollten, da ihr rein wissenschaftlicher Wert begrenzt ist. Dass diese Viren gefährlich sind, weiß man längst, ebenfalls, dass sie gegebenenfalls eine Pandemie auslösen können. Wichtig wird es sein, in Zukunft die Möglichkeit von Zoonosen auszuschließen, beispielsweise Wildvögel daran zu hindern, unsere Nutztiere zu infizieren, von denen ein pandemieauslösendes Virus auf den Menschen übertragen werden könnte.

Inzwischen ist es um Versuche dieser Art ruhiger geworden. Akademien haben sich des Themas angenommen, auch die Nationale Akademie der Wissenschaften Leopoldina. Es gibt die Biowaffenkonvention der Vereinten Nationen und die Regeln des Bundesamtes für Wirtschaft und Ausfuhrkontrolle (BAFA). Es hat sogar eine Denkschrift zu diesem Thema mit dem Titel *Exportkontrolle und Academia* herausgegeben, die Wissenschaftlerinnen und Wissenschaftler für diese Problematik sensibilisieren soll. Dabei geht es nicht um Motivation und Zielrichtung der eigenen Forschung, die durchaus hehre Ziele anstreben kann, sondern allein um möglichen Missbrauch und Gefahren. Auch die Europäische Union hat sich mit dieser Frage befasst. Eine Leitlinie, »EU compliance guidance for research involving dual-use items«, liegt in einer Entwurfsfassung vor. Auch in dieser Schrift wird darauf hingewiesen, dass jeder sich bei seinen Forschungsarbeiten fragen sollte, ob er oder sie sensitives Wissen produziert, das gegebenenfalls missbraucht werden kann. Die Schwierigkeiten im Umgang mit diesem Thema hat Joshua Lederberg, Nobelpreisträger für Medizin des Jahres 1998, wie folgt definiert: »Es gibt keine technische Lösung zum Schutz vor biologischen Waffen. Schutz bieten nur ethische und moralische Ansätze.« Aber, so Lederberg weiter: »Würde eine solche Rücksichtnahme einen Soziopathen davon abhalten, solche Versuche dennoch zu unternehmen?« Gesagt hat er das gerade einmal drei Jahre vor der eingangs erwähnten Anthrax-Attacke im September 2001.

Lederberg ist ein wichtiger und glaubhafter Kronzeuge zu diesem Thema, weil er auch als Präsident der Rockefeller-Universität in New York gemeinsam mit anderen Kollegen und Vertretern der US-Regierung versucht hat, nach dem Zusammenbruch der Sowjetunion Kontakte zu russischen Kollegen zu pflegen. Lederberg hoffte so, die Russen in die internationale Welt der Wissenschaft zu integrieren und sie vielleicht auf diese Weise von Forschung abzuhalten, die eine Grundlage für bioterroristische Arbeiten sein könnte. Die Befürchtung, dass in russischen Laboren entsprechend geforscht wird, ist nicht übertrieben: Die Sowjetunion hat seit 1973 ein Biowaffenprogramm aufgebaut, gerade einmal ein Jahr nachdem sie die Biowaffenkonvention der Vereinten Nationen unterschrieben hatte. In dieser Konvention geht es um das Verbot der Herstellung und Verbreitung biologischer Waffen und Toxine. Bis Mitte 2019 waren 183 Staaten diesem Abkommen beigetreten. Konkrete Vereinbarungen zu Rüstungskontrollen enthält die Konvention leider nicht, sodass sich gar nicht überprüfen lässt, ob die beteiligten Länder sich auch daran halten. Nach Auskunft einiger Überläufer aus der zerfallenden Sowjetunion in Zeiten von Boris Jelzin soll dort trotz allem in großem Stil mit Anthrax, Pockenviren und Pestbakterien gearbeitet worden sein.

Ich erwähne diese Zusammenhänge, weil auch die Gentechnik von Anfang an immer wieder ins Fadenkreuz von Kritikern geriet, die die Möglichkeiten dieser neuen Technologie auch und gerade im Kontext des Bioterrorismus sahen, so übertrieben dies aus heutiger Sicht klingen mag. In ihrer frühen Phase, also in den 70er-Jahren, hat die Wissenschaft selbst immer wieder auf mögliche Gefahren im Umgang mit Genen hingewiesen. So wurden in einer Konferenz im Asilomar-Tagungszentrum in Pacific Grove südlich von San Francisco im Februar 1975 Richtlinien entwickelt, wie gentechnisch veränderte Organismen zu handhaben wären. Beispielsweise entstand dort der Gedanke, solche Arbeiten nur noch mit Wirtszellen durchzuführen, die außerhalb des Labors nicht überleben können.

Ich war damals als Begleiter von Hans Zachau, Ordinarius für Physiologische Chemie in München, in Asilomar dabei und habe diese aufregenden Diskussionen miterlebt. Aufregend waren sie insofern, als die Medien in den USA die Debatte genau verfolgten. Ausgerechnet in Cambridge im US-Bundesstaat Massachusetts, dem Sitz der Harvard University und des MIT, sollte damals, im Sommer 1976, sogar ein Forschungsmoratorium gegen Gentechnik durchgesetzt werden, wozu es aber niemals kam. Stattdessen ist Cambridge zu einem weltweit führenden Zentrum moderner biotechnologischer Entwicklungen und Sitz zahlreicher großer Biotech-Firmen geworden.

In Deutschland dauerte es einige Jahre länger, bis man sich dieses Themas annahm. Ich selbst war Mitglied einer Enquetekommission des

Deutschen Bundestages, die zwischen 1984 und 1987 tagte. Der Abschlussbericht, der in vielen Teilen noch heute gültig ist und den ich persönlich mitgetragen habe, schlug unter anderem vor, diese Materie nicht mit Richtlinien, wie in den USA, sondern gesetzlich zu regeln. Was denn auch geschah. Das erste Gentechnikgesetz war noch sehr strikt, wurde aber bald im Sinne der tatsächlichen Gefahrenlage novelliert. Heute werden einfache gentechnische Versuche in Anfängerpraktika und sogar in den höheren Klassen von Gymnasien gemacht. Unfälle hat es nie gegeben. Doch damals waren Experimente mit Genen hoch umstritten.

Ich bin damals als Mitglied der Enquetekommission und durch zahlreiche Fachvorträge in das Visier der Rote Armee Fraktion geraten. Das bedeutete: Sicherheitsmaßnahmen und Polizeischutz. Insbesondere meine Familie durchlebte angespannte drei Jahre. Heute, gut 30 Jahre später, wirkt das merkwürdig und ist fast vergessen. Übrig geblieben ist ein Raum im 1994 eingeweihten Genzentrum mit schusssicheren Fenstern – mein damaliges Büro. Übrig geblieben ist aber auch eine Gesetzgebung, die den Umgang mit gentechnischen veränderten Nutzpflanzen in der Praxis verbietet, bis heute. In Deutschland und fast ganz Europa gibt es zwar intensive Landwirtschaft, aber keine gentechnisch veränderten Nutzpflanzen.

Ändern könnte sich diese Lage mit den Entwicklungen um die CRISPR/Cas9-Genschere. Sie war bereits Thema in früheren Kapiteln. Zwar hat der Europäische Gerichtshof im Juli 2018 entschieden, dass auch die neuartige Genschere unter die europäische Gentechnikgesetzgebung fällt – das heißt, dass gentechnisch veränderte Nutzpflanzen in Europa weiterhin nicht eingesetzt werden können –, dennoch haben sich im Sommer 2020 knapp 60 Pflanzenzüchter in Deutschland, darunter auch Winzer, entschlossen, gemeinsam und mithilfe der Genschere eine Weizensorte zu entwickeln, die resistent gegen eine Reihe von Pilzerkrankungen ist. Diese Pilzerkrankungen sind ein großes Problem für die Landwirtschaft: Um den Befall von Pflanzen zu behandeln, muss man jährlich gut 10 000 Tonnen Fungizide einsetzen zum Preis von mehreren Hundert Millionen Euro.

Das Projekt »Pilton« (Pilztoleranz im Weizen mittels neuer Zuchtmethoden) des Bundes Deutscher Pflanzenzüchter zeigt laut Presseinformation bereits erste Erfolge im Gewächshaus. Im Frühjahr 2021 wollte man trotz der derzeit noch unverhältnismäßig hohen Auflagen ins Freiland gehen. Bislang wurden solche Feldversuche von Gentechnikgegnern immer wieder zerstört. Nachdem es hier nur um die gezielte Veränderung eines einzigen Gens des Weizens geht und nachdem inzwischen auch aus der Politik differenziertere Meinungen zum Thema Gentechnik kommen, kann man nur hoffen, dass diese Versuche erfolgreich sind – im Interesse einer nachhaltigen Landwirtschaft.

Von Viren bis zur Pilzresistenz von Weizen scheint es ein weiter Weg zu sein, aber wenn man bedenkt, dass die Genschere aus der Erforschung eines adaptiven Immunmechanismus von virusinfizierten Bakterienzellen entstanden ist, dann wird auch hier sehr deutlich, wie sehr die unterschiedlichen Phänomene zusammenhängen und welche zentrale Rolle Viren, in diesem Fall Bakterienviren, spielen. Das Leben wurde eben nur einmal erfunden.

Bakterien und Viren können zur Kriegsführung eingesetzt werden. Aber es reicht auch, entsprechende Verschwörungstheorien in die Welt zu setzen, mit denen falsche Behauptungen über Viren und Pandemien verbreitet werden. Der frühere amerikanische Präsident Trump ist und war Treiber solcher Desinformationskampagnen wie der QAnon-Bewegung. Ihre Anhänger behaupten, dass es einen Geheimbund gibt, der Tausenden von Kindern, die in Kellern versteckt gehalten werden, Blut abzapft und daraus einen Stoff gewinnt, der der regierenden Elite Jugendlichkeit verleiht. Zu dieser Elite gehören natürlich Feindbilder wie Bill Gates, Hillary Clinton und andere. Zu solchem Verschwörungsunsinn kommen immer auch eine gehörige Portion Antisemitismus und eben der Glaube, Coronaviren seien harmlos. Allerdings treiben gerade die Aktivitäten der Querdenker die Infektionszahlen in die Höhe. Es bleibt nur zu hoffen, dass Impfstoffe schnell wirken, neue Testverfahren die Ausbreitung des Virus rascher eindämmen und auch Medikamente bessere Therapien ermöglichen. Ich fürchte nur, dass Verschwörungstheorien nicht verschwinden werden, sondern sich immer neue Nahrung suchen. Verschwörungstheorien hat es schon immer gegeben. Man denke nur an die Hexenverfolgungen, an die Dolchstoßlegende, an die Theorien um die Morde an Robert Kennedy oder Lady Di und vieles andere mehr. Was sie heute so gefährlich macht, sind die sozialen Medien, die sie beliebig schnell verbreiten und die Menschen in ihren Blasen einkesseln. Dadurch werden sie gewissermaßen infektiös.

Natürlich stellt man sich immer wieder die Frage, ob ein pandemisches Virus wie das der Spanischen Grippe oder SARS-CoV-2 auch absichtlich im Labor konstruiert werden könnte. Im Prinzip ja, aber einerseits gibt es genügend Viren, deren pandemischer Charakter bereits bekannt ist, deswegen muss man Erreger gar nicht konstruieren. Andererseits können wir immer nur im Nachhinein sagen, ob und warum ein Virus pandemisch geworden ist. Die neue Variante von SARS-CoV-2 aus Großbritannien etwa soll infektiöser sein als der bislang bekannte Virusstamm, also sich leichter von Mensch zu Mensch übertragen. Über ihren Ursprung wissen wir nichts, genauso wenig wie über die Herkunft der Variante aus Südafrika. Verschiedenste Regierungen halten sie jedoch für so gefährlich, dass sie entsprechende Reisebeschränkungen eingeführt haben.

Schaut man sich die Sequenz dieser neuen Variante namens B 1.2.2.7 an, dann findet man an die 20 Mutationen, also Änderungen in der Abfolge von Nukleinsäuren. Das ist nicht ungewöhnlich, da die Genome von Coronaviren ständig mutieren. Ob und wie diese Mutationen das Infektionsgeschehen stark verändern, das lässt sich nur durch Modellrechnungen feststellen, zumindest solange man nicht mehr Proben aus positiven Tests sequenziert. Inzwischen sieht es ganz danach aus, dass die Impfstoffe, die ausnahmslos gegen das alte, bekannte Virus entwickelt wurden, auch bei den neuen Varianten wirken. Insbesondere scheint dies der Fall bei den mRNA-Impfstoffen zu sein. Ja, eine der Mutationen liegt in einem kritischen Bereich des Spike-Proteins, genau dort, wo das Virus mit dem Rezeptor wechselwirkt und ihn erkennt. Es gibt jedoch viele solcher Genorte, die für eine Immunantwort verantwortlich sind, sodass einer davon kaum entscheidend sein kann. Man wird es sehen. Fest steht aber, dass es umso mehr Mutationen gibt, je öfter das Virus sich vermehrt. Ein Erreger kann sein Genom nur verändern, wenn er den Wirt wechselt. Es ist daher entscheidend, dem Virus möglichst wenig Gelegenheit zur Vermehrung zu geben, also die Inzidenzraten möglichst niedrig zu halten.

Wenn wir schon kaum vorhersagen können, wie virulent neue Viren sein werden, dann ist es auch immens schwierig, eine pathogene Variante im Reagenzglas gezielt zu erzeugen. Eine bereits pathogene Variante noch pathogener zu machen, das ist denkbar. Für mich ist und bleibt dennoch die De-novo-Erschaffung neuer gefährlicher Viren reine Fantasie, also eine der vielen Verschwörungstheorien, die keine wissenschaftlichen Grundlagen haben.

Mache ich mir Sorgen um Viren als biologische Waffen? Selbstverständlich. Aber ich halte die Verschwörungstheorien für gefährlicher als die Viren. Natürlich gibt es hochpathogene Viren. Wir haben einige von ihnen kennengelernt. Es gibt mindestens zwei Labore in der Welt, in den USA und in Russland, wo Pockenviren aufgehoben werden. Ich sage mindestens, weil nach Angaben eines kasachischen Überläufers namens Ken Alibek, der seit 1973 an hohen Positionen im biologischen Waffenprogramm der Sowjetunion gearbeitet hat, im heutigen Russland noch tonnenweise Viruspräparationen an den verschiedensten Orten lagern. Diese Viren sollen laut Alibek sogar teilweise in waffenfähiger Form vorliegen. Das bedeutet, dass die Erreger in großen Mengen in Sprengköpfen von Mittel- oder Interkontinentalraketen transportiert werden können. Waffenfähige Viren sind deswegen ungleich gefährlicher als ein synthetisches Polio- oder Influenzavirus. Wenn es sie tatsächlich gibt, dann wären sie Überbleibsel aus der Zeit des Kalten Krieges, als sie, nicht anders als Atomwaffen, zu Zwecken der Abschreckung gedient haben. Auch wenn es längst eine ABC(Atomar-Biologisch-Chemisch)-Waffen-Konvention gibt, die den Missbrauch verhindern soll, gibt es Unterzeichnerstaaten, die sich nicht daran halten. Wachsamkeit und Transparenz, auch im Umgang mit »richtigen« Viren, sind das Einzige, was uns zu schützen vermag.

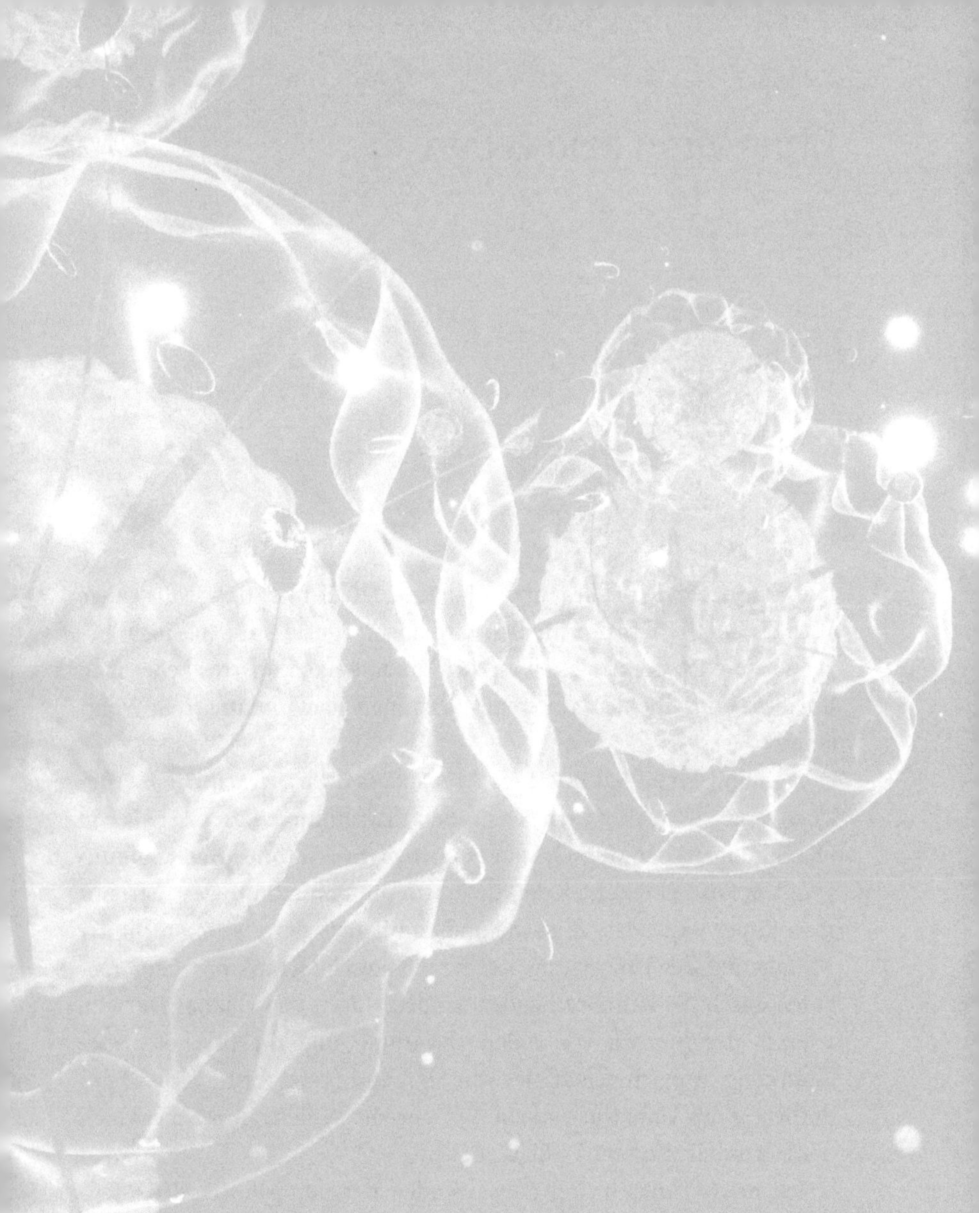

Kapitel 8

Ohne Viren kein Leben

Die Coronapandemie begann im Januar 2020. Seither hat sie die ganze Welt fest im Griff. In den Medien wird über fast nichts anderes mehr berichtet. Die Pandemie rüttelt an den Fundamenten unseres Lebens, an unserer Gesundheit, an unserem Zusammenleben und unserem Wohlstand.

Sigmund Freud hat in seiner Arbeit *Eine Schwierigkeit der Psychoanalyse* aus dem Jahre 1917 von großen Einschnitten dieser Art als von »Kränkungen« der Menschheit gesprochen. Er erwähnte drei Kränkungen: Die kosmologische Kränkung, also die Feststellung des Astronomen Kopernikus, dass die Erde und damit auch der Mensch nicht der Mittelpunkt des Universums ist; die biologische Kränkung, hervorgerufen durch die bahnbrechenden Entdeckungen von Charles Darwin, wonach der Mensch von Affen abstammt; und die psychologische Kränkung, wonach gemäß der von Sigmund Freud formulierten Libidotheorie des Unbewussten ein Teil unseres Willens und Lebens sich der Herrschaft unseres Willens entzieht.

Ich möchte diesen drei umwälzenden Kränkungen, die den Menschen einer gewissen Vormacht- oder Vorrangstellung berauben, die virologische Kränkung hinzufügen. Ein Virus bringt die Welt durcheinander, und obwohl wir in einer Wissensgesellschaft leben, fällt es uns schwer, den Erreger unter Kontrolle zu bringen. Auch wenn das Risiko von Pandemien bekannt war – die meisten von uns haben sich vor Viren gefürchtet als Auslöser von individuellen Krankheiten, aber doch nicht als Ursache einer globalen Seuche im 21. Jahrhundert. Ist die Pandemie vergleichbar mit der kopernikanischen Wende? Ist sie derart fundamental, dass sie unser Menschenbild auf Dauer verändert? Unsere Gesellschaft allemal, meine ich.

In den vorangegangenen Kapiteln ging es um die Natur der Viren. Sie sind keine vollwertigen Lebewesen, denn sie brauchen Wirtszellen, um sich zu vermehren. Zu »leben« beginnen können sie erst, wenn sie das Innere einer Zelle erreichen, um deren Stoffwechsel für ihre Zwecke zu beanspruchen. Nicht alle Viren töten ihre Wirtszellen. Einige transformieren sie, regen sie zu permanentem Wachstum an; andere wiederum nisten sich im infizierten Organismus ein Leben lang ein, meist in bestimmten Nervenbahnen.

Ein menschlicher Körper kann auf unterschiedlichste Weise auf eine Virusinfektion reagieren. Er kann ihr zu widerstehen versuchen, sie zurückdrängen oder aber dem Angriff eines Virus erliegen. Leider kommt das auch vor. Eine erste Verteidigungslinie ist das Immunsystem mit seinen zwei Funktionen: Es produziert Antikörper und es erkennt infizierte Zellen. Diesen Vorgängen kann durch Impfen nachgeholfen werden. Der wissenschaftliche Fortschritt auf diesem Gebiet hat in den vergangenen 100 Jahren unsere Lebenserwartung verdoppelt. Im Fall von SARS-CoV-2 ist es in kürzester Zeit gelungen, neuartige Impfstoffe zu entwickeln, eine großartige Leistung der Forschung.

Auf der anderen Seite sind Viren in der Lage, sich auf die Abwehrkräfte des Körpers einzustellen und zu mutieren. Im Lauf der SARS-CoV-2-Pandemie mussten wir dies erleben, als plötzlich in Großbritannien, Südafrika und Dänemark Varianten auftauchten, die sehr viel infektiöser sind als das Virus, das ursprünglich die Pandemie ausgelöst hatte. Es entsteht eine Katz-und-Maus-Jagd zwischen Virus und Wirt.

Eine Virusepidemie kann gelegentlich in eine Pandemie ausarten, sich also weltweit ausbreiten. Warum dies gelegentlich vorkommt, ist selbstverständlich auch Gegenstand dieses Buches. Verantwortlich dafür, dass ein Virus sich pandemisch ausbreitet, ist eine erhöhte Aggressivität oder Virulenz, ausgelöst durch spontane Veränderungen in seinem Erbgut. Pandemien hat es immer schon gegeben und wird es immer geben. Allerdings gab es noch nie eine Pandemie, die die ganze Welt überzieht wie Covid-19, mit Ausnahme vielleicht der Spanischen Grippe. Diese aber fiel mit dem Kriegsende zusammen, sodass sie in ihrem Schrecken nicht mit dieser Ausschließlichkeit wahrgenommen wurde, wie das bei Covid-19 der Fall ist.

Das liegt aber mit Sicherheit auch daran, dass unsere Welt so vernetzt ist. Über das Internet bekommen wir alles mit, auch Geschehnisse im entferntesten Winkel der Erde. Und weil Menschen überall hinreisen, können sich Erreger überall verbreiten. Aber auch früher waren Pandemien nicht außergewöhnlich. Winston Churchill etwa hat in seinem langen Leben viele Epidemien und Pandemien erlebt. Als 15-Jähriger schrieb er, beeindruckt von der Influenzaepidemie von 1889/90, die weltweit etwa eine Million Menschen das Leben kostete, das einzige Gedicht, das er je verfasste, nämlich eine Ode mit dem Titel *The Influenza*. Es beginnt mit den Zeilen:

Oh how shall I its deeds recount
Or measure the untold amount
Of ills that it has done?
From China's bright celestial land
E'en to Arabia's thirsty sand
It journeyed with the sun.

Auch wenn Viren gerade nicht wohlgelitten sind, weil der Erreger SARS-CoV-2 unser Leben gehörig durcheinandergebracht hat, dürfen wir nicht vergessen, dass Viren ihre guten Seiten haben. Ohne sie hätten wir viele Erkenntnisse der Molekularbiologie und Genetik überhaupt nicht gewinnen können. Das gilt auch für mein Forscherleben, das ganz maßgeblich von Viren geprägt war. Die Viren als Werkzeuge – das ist die positive Seite. Viren haben uns geholfen, die Struktur und die Steuerung der Gene zu verstehen oder die vielfältigen Mechanismen der Krebsentstehung. In meinen eigenen Arbeiten ging es um die Vermehrung der DNA und um die Signale, die diese Vermehrungsprozesse steuern. Letztlich haben Viren als Modellsysteme der molekularbiologischen Forschung die vielen Fortschritte in der molekularen Medizin der vergangenen Jahre erst ermöglicht. Es wäre den Viren gegenüber ungerecht, diese positiven Facetten nicht zu erwähnen, genauso wie es falsch wäre zu ignorieren, welches Unheil sie anrichten können. Krankheiten natürlich, Pandemien, aber auch Biowaffen. Allerdings ist die Gefahr von Viren als Waffen eher abstrakt – noch ist es für Kriminelle einfacher und wirkungsvoller, eine Bombe mit Nägeln zu bauen als eine mit pathogenen Viren.

Viren sind und bleiben ein Teil unserer Existenz, ob wir es wahrhaben wollen oder nicht. Man kann sich an dieser Stelle fragen, ob es Viren tatsächlich schon immer gab, von Anbeginn des Lebens auf diesem Globus. Sind sie inhärenter Bestandteil unseres Lebens, dessen Existenz auf einem Informationsträger, der DNA, aufbaut? Wie sähe eine Welt ohne Viren aus? Gäbe es eine solche überhaupt?

Viren, wird häufig betont, sind wichtig für die Evolution, weil sie Genome verändern, indem sie sich in Genome einlagern. An den so veränderten Organismen kann dann die von Charles Darwin beschriebene Selektion der »Fittesten« wirken. Ohne Viren also keine Evolution? Das mag richtig sein, aber so einfach ist es nicht, denn es fehlt die Evidenz. Ein Schlüssel zu dieser Frage sind die Retroviren, also Viren, deren Erbinformation nicht DNA, sondern RNA ist und die sich deswegen nur über den Umweg der sogenannten Reversen Transkriptase in Wirtszellen vermehren können. Es gibt Hinweise, dass retrovirale Elemente in den Genomen vieler Organismen sehr mobil sind, zum Beispiel in Bakterien und Pflanzen.

Barbara McClintock war die Erste, die dazu Beobachtungen gemacht hat. Ich kann mich gut an sie erinnern. Damals, als ich selbst über die Biologie von DNA-Tumorviren arbeitete, also ab etwa Mitte der 70er-Jahre, war sie bereits weltberühmt. Sie lebte und arbeitete in Cold Spring Harbor auf Long Island, wo sie – bereits offiziell in Pension – ein kleines Labor der Carnegie Institution betrieb. Cold Spring Harbor war und ist ein bekanntes Labor für Tumorforschung, damals unter der Leitung von James Watson, dem Mitentdecker der DNA-Struktur. Seinerzeit fanden dort die ersten Konferenzen zu kleinen Tumorviren statt, wie den bereits erwähnten SV40- oder Polyomaviren, meist im September zunächst noch mit sehr wenigen Teilnehmern. Während dieser Konferenzen kam sie oft mit uns zum Lunch oder zum Dinner, um nicht selbst kochen zu müssen. An ihrem Tisch zu sitzen war immer etwas ganz Besonderes. Für mich waren es überdies die ersten Besuche an der amerikanischen Ostküste. Ich hatte damals beobachtet, dass im Spätsommer auf den Märkten Neuenglands die Körner der Maiskolben nicht einfach gelb, sondern oft farbig sind, von schwarz bis orange und rot. Wie ich später feststellte, standen die farbigen Maiskolben im Zentrum der Forschung von Barbara McClintock.

Einmal lud sie mich in ihren kleinen Maisgarten ein, wo in der Tat die Maiskolben extrem bunt waren. Der Mais war ihr genetisches Modellsystem. Damals arbeitete sie mit Samen, die sie in 30 000 Jahre alten Feuerstellen in Guatemala gefunden hatte. Sie suchte in diesen nach den von ihr schon vorher postulierten mobilen Elementen, für deren Entdeckung sie 1983 den Nobelpreis für Medizin erhalten sollte. Es stellte sich heraus, dass es im Maisgenom unterschiedliche Elemente gibt, die aufgrund von »Stress« aller Art zum Springen auf dem Genom aktiviert werden. Wenn sie dann in ein Gen springen, das für die Pigmentierung verantwortlich ist, ändert sich die Farbe der Körner. Heute spricht man in diesem Zusammenhang von »springenden Genen«, von Transposons. Sie sind eng mit den Retroviren verwandt. Im Maisgenom sind bis zu 80 Prozent Transposons, im menschlichen Genom etwa 45 Prozent, von denen allerdings nur ein kleiner Anteil zum Springen fähig ist, vielleicht drei Prozent. Es sieht daher so aus, als hätte unsere Spezies ohne Elemente dieser Art nicht entstehen können, jedenfalls nicht in der heutigen Form und mit den bis heute ausgebildeten Eigenschaften.

Wie ließe sich eine solche Hypothese beweisen? Machen wir dazu ein Gedankenexperiment. Wie wäre es, wenn wir zunächst einmal unser Genom mit den Genomen unserer evolutionären Vorläufer, also Neandertaler und Schimpansen, vergleichen. Die Neandertaler sind vor etwa 30 000 Jahren ausgestorben, haben aber Knochen hinterlassen, in denen sich heute noch DNA nachweisen lässt. Ein Pionier auf diesem Gebiet war und ist Svante Pääbo, der in München in der Zoologie in meiner unmittelbaren Nachbarschaft arbeitete, bevor er zum Direktor ans Max-Planck-Institut für evolutionäre Anthropologie in Leipzig berufen wurde. Noch in München gelang es ihm, aus einem Knochensplitter genügend DNA zu isolieren, um sogar das ganze Neandertalergenom zu lesen, eine Meisterleistung.

Einen gemeinsamen Vorfahren mit dem Schimpansen hatte unsere Spezies vor etwa fünf Millionen Jahren. Damals trennten sich die Entwicklungslinien von Mensch und Schimpanse in jeweils eigene Zweige. Inzwischen sind die Genome aller drei Spezies bekannt, *Homo sapiens*, Neandertaler, Schimpanse. Alle drei tragen sie einen großen Anteil von Sequenzen meist retroviraler Herkunft, also an genetischen Abschnitten, die manchmal springen und sich verändern können. Deren Verteilung ist bei den drei Spezies recht unterschiedlich. Allerdings ist es bisher nicht gelungen, die jeweiligen Unterschiede mit Weiterentwicklungen von Körperteilen oder Gehirnleistungen in Verbindung zu bringen. Nur wenn es solche Korrelationen gibt, kann man am Ende auf einen evolutionären Vorteil einer speziellen Genomanordnung der retroviralen Elemente und der Transposons schließen.

Machen wir weiter mit unserem Gedankenexperiment. Ein denkbarer Ansatz wäre es, die jeweiligen springenden Gene zwischen den Genomen auszutauschen. Mit der neuen Genschere wäre dies prinzipiell möglich, aber auch nur prinzipiell. In jedem Fall ist ein solches Experiment aus ethischen Gründen nicht möglich. Es wird zwar versucht, das ausgestorbene Mammut aus dem Genom von Elefanten zurückzukonstruieren, aber Elefanten sind eben nicht Menschen. Was bei Elefanten und Pflanzen wie dem Mais möglich erscheint, verbietet sich bei Genotypen noch komplexerer Organismen. Die Frage nach der genauen Rolle und Bedeutung retroviraler Sequenzen in der Evolution von *Homo sapiens* muss daher vorerst unbeantwortet bleiben.

Eine Evolution, die durch Viren gesteuert wird, gibt es übrigens auch bei Bakterien und ihren Viren, den Bakteriophagen. Bei diesen haben, wie so oft, die Dinge erstmals ihren Lauf genommen. Hier wurde zum ersten Mal gezeigt, dass Viren und ihre Wirte zwei Möglichkeiten haben, sich auseinanderzusetzen. Entweder indem der bakterielle Stoffwechsel total vereinnahmt wird, sich neue Viruspartikel bilden und die infizierte Zelle am Ende stirbt oder aber über eine Art friedlicher Koexistenz, wie André Lwoff dies in seiner Nobelpreisrede aus dem Jahre 1965 genannt hat. Lwoff, seinerzeit Professor am renommierten Pasteur-Institut in Paris, konnte zeigen, dass nichtinfizierte Bakterien nach einigen Generationen der Teilung plötzlich Bakteriophagen freisetzen. Wo kamen diese her?

Es stellte sich heraus, dass im Genom der Bakterien ein Phagengenom eingebaut ist. Diese Prophagen, wie sie genannt wurden, können spontan aktiviert werden oder – was viel häufiger passiert – durch Röntgenstrahlen. Bakterien, deren Genom die Kopie eines Phagengenoms enthalten, werden lysogene Bakterien genannt, weil eben dieses eingebaute Genom gelegentlich freigesetzt wird und dann einen lytischen Infektionszyklus einleitet. Auf diese Weise sind wir bei höheren Organismen gelandet, die, wie beschrieben, ebenfalls virale Genome in ihren Chromosomen enthalten. Wie und wann und ob sie überhaupt freigesetzt werden, wissen wir nicht. Aber es liegt nahe, dies zu vermuten und sie damit als wesentliche Treiber des Evolutionsgeschehens anzusehen.

Noch bevor Viren als Werkzeuge der Evolution aktiv wurden, müssen sie irgendwie gebildet worden sein. Seit den Experimenten von Stanley Miller und Harold Urey aus den frühen 50er-Jahren, die versucht hatten, in einer urzeitlichen methanreichen Atmosphäre mithilfe von elektrischen Entladungen eine Art Ursuppe zu bilden, wissen wir, dass sich in dieser Suppe geeignete Zucker und Nukleotide finden, die sich im Prinzip zu einer Nukleinsäure zusammenlagern könnten. Dieses Konzept einer urzeitlichen »RNA-Welt« hat vor allem durch die Entdeckung sogenannter Ribozyme Auftrieb erhalten. Dabei handelt es sich um RNA-Moleküle, die als Enzyme wirken können, also als Katalysatoren chemischer Reaktionen. Bis zur der Entdeckung der Ribozyme war diese Eigenschaft ausschließlich den Proteinen vorbehalten. In jeder Zelle finden sich an die 1000 Ribozyme, darunter einige, die sich ganz allein zurechtschneiden können.

Berühmt geworden ist das selbstspleißende Intron aus dem Einzeller *Tetrahymena thermophila*, das sich quasi selbst aus der Boten-RNA herausschneidet und entfernt. Introns sind Abschnitte auf der von einem DNA-Abschnitt abgelesenen RNA, die erst herausgeschnitten (herausgespleißt) werden müssen, um als reife mRNA dann in Proteine umgelesen zu werden. Diesen Schneide- oder Reifungsprozess haben Sidney Altman und Thomas Cech 1982 entdeckt und dafür sieben Jahre später den Nobelpreis für Chemie bekommen. Inzwischen wurden RNA-Moleküle aus komplexen RNA-Gemischen herausgefischt, die sich untereinander verknüpfen können, eine Voraussetzung dafür, dass sie sich gegebenenfalls vermehren. RNA-Viren sind damit noch nicht entstanden, aber man ist auf dem besten Weg, solche Entwicklungen nachzuzeichnen.

Natürlich kann niemand wissen, was in der Anfangsphase des Lebens wirklich passiert ist. Niemand von uns war dabei. Aber die physikalisch-chemischen Voraussetzungen dafür, dass selbstreplizierende RNA-Moleküle existiert haben, könnten durchaus bestanden haben. Von Viren wäre man damit nicht so weit entfernt. Man nennt solche Experimente Kontiki-Experimente. Kontiki war der Name des Floßes, mit dem Thor Heyerdahl 1947 von Peru nach Polynesien segelte, um zu beweisen, dass Polynesien von Südamerika aus besiedelt wurde, also in Richtung Westen. Heute geht man davon aus, dass es umgekehrt war, alsodass die Besiedlung Südamerikas von Polynesien aus stattgefunden hat. Kontiki-Experimente sind deswegen in aller Regel keine strengen Beweise, aber sie zeigen, dass etwas möglich wäre. Das gilt auch für das Konzept der »RNA-Welt«.

Die Viren, so viel ist sicher, werden uns erhalten bleiben. Die Eigenschaft retroviraler Genome, in Genome höherer Zellen hineinzuspringen und dort ihre Spuren zu hinterlassen, ist dabei aber nur die eine Seite der Medaille. Die andere Seite betrifft, wie eingangs erwähnt, dass sie sich in infizierten Zellen vermehren, was zum Tod der Zellen und der Freisetzung neuer Viruspartikel führen kann. Die Tatsache, dass immer auch einige Zellen oder Organismen den Angriff eines Virus überleben, weist noch einmal auf die evolutionäre Bedeutung der Wechselwirkung von Viren und ihren Wirten hin. Wir sind auch, was wir sind, weil wir den Angriff von Viren überlebt haben. Das gilt umso mehr im Umfeld einer Pandemie, in deren Verlauf nicht nur das einzelne Individuum auf dem Prüfstand steht, sondern die Existenz ganzer Gesellschaften.

Wie werden unsere Kinder und Enkelkinder oder gar noch spätere Generationen auf die Jahre 2020 und 2021 zurückschauen? Wie transformativ sind Pandemien wirklich? Verändern sie Gesellschaften? Gelingt es uns, die virologische Kränkung, die so unerwartet über uns hereingebrochen ist, zu überwinden? Unsere Kinder und Enkelkinder werden die Auswirkungen möglicherweise spüren, weil sie Schulden, die während der Pandemie gemacht worden sind, zurückzahlen müssen. Sicher ist das aber nicht. Denn unsere eigene Volkswirtschaft und die Volkswirtschaften, die uns umgeben, sind vergleichsweise stark. Zudem herrscht großes Vertrauen in die Währung und in die politische Führung, ganz anders jedenfalls als in den Nachkriegsjahren 1919/20, in denen auf den Krieg eine gefährliche Hyperinflation folgte, nicht zuletzt, weil der Staat seine Kreditwürdigkeit verloren hatte.

Spuren hinterlassen werden auch die sozialen und psychologischen Folgen dieser Pandemiejahre. Sie reichen von zunehmender häuslicher Gewalt über die Effekte wochenlanger Isolierung bis hin zur Tatsache, dass Kinder ein gutes Jahr lang nicht zur Schule gehen konnten. Es ist wichtig, sich dies in der Zeit nach Corona immer zu vergegenwärtigen und entsprechende Rücksichten zu nehmen.

Mit Sicherheit werden wir in Zukunft auch die Biologie unseres Immunsystems besser verstehen. Es ist als Organ vielleicht genauso komplex wie das Gehirn. Wir kennen zwar seine Protagonisten, also die beteiligten Zelltypen, aber nicht einmal alle. Warum reagieren Menschen so unterschiedlich auf eine Virusinfektion? Es gibt 100-Jährige, die ohne Symptome an Covid-19 erkranken, und 20-Jährige, die auch ohne die gängigen Vorerkrankungen daran sterben. Während wir die Wechselwirkungen zwischen Viruspartikeln und Antikörpern einigermaßen gut verstehen, wissen wir sehr viel weniger über die Determinanten oder Anlagen auf T-Zellen, die diese auf virusinfizierte Zellen ausrichten. Denn auch diese, nicht nur die Viruspartikel, müssen wir irgendwie loswerden. Es wäre wichtig, dass wir die Immunantwort besser vorhersagen können. Denn wenn wir mehr über das Immunsystem wissen, werden wir es auch beeinflussen und in seiner Wirkungsweise noch ungleich spezifischer und wirkungsvoller machen können, als dies heute möglich wäre. Ich wage nicht vorauszusagen, ab wann das geschehen könnte.

Eines ist aber schon jetzt klar: Es gibt ein v. C., ein Vor-Corona, ein m. C., ein Mit-Corona, und es wird ein n. C., eine Zeit nach Corona, geben. Die Arbeitswelt hat sich bereits verändert. Das Homeoffice ist hier, um zu bleiben, ebenso die Videokonferenz. In die Ferien wird man weiterhin in den Flieger steigen, aber eine Kurzreise für einen Tag nach New York hin und zurück wird sich die Geschäftswelt sicherlich zweimal überlegen. Man kann nur hoffen, dass diese Veränderungen im Verhalten der Umwelt und dem Klima zugutekommen. Anzeichen dafür gibt es bereits. Ähnliches gilt für die zunehmende Digitalisierung, insbesondere im Umfeld der staatlichen Verwaltung. Für unsere Gesellschaft war und bleibt der Einstieg in diese neue n.-C.-Welt eine gewaltige Herausforderung. »Diese Pandemie ist eine demokratische Zumutung«, hat Bundeskanzlerin Angela Merkel am 23. April 2020 gesagt. Es kommen noch die erwähnten wissenschaftlichen, wirtschaftlichen und gesellschaftlichen Zumutungen dazu, denen wir uns stellen müssen. Ob wir am Ende erfolgreich sind, wird davon abhängen, dass wir die Regeln kennen und verstehen, nach denen sich Viren, vor allem pandemische Viren verhalten und überleben. Dann, und erst dann wird auch unser Leben als Menschen eine Zukunft haben.

Sach- und Personenregister